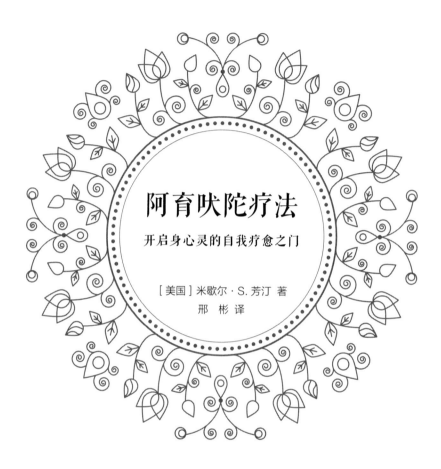

阿育吠陀疗法

开启身心灵的自我疗愈之门

[美国] 米歇尔·S.芳汀 著

邢 彬 译

海南出版社

·海口·

版权合同登记号：图字：30-2021-062 号

图书在版编目（CIP）数据

阿育吠陀疗法 / （美）米歇尔·S. 芳汀著；邢彬译
. —— 海口：海南出版社，2017. 5（2025. 4 重印）.
书名原文：The Wheel of Healing with Ayurveda:
An Easy Guide to a Healthy Lifestyle
ISBN 978-7-5443-7165-0

Ⅰ . ①阿… Ⅱ . ①米… ②邢… Ⅲ . ①医疗保健 – 研
究 Ⅳ . ① R197.1

中国版本图书馆 CIP 数据核字 (2017) 第 083963 号

阿育吠陀疗法
AYUFEITUO LIAOFA

作　　者：[美国] 米歇尔·S. 芳汀
译　　者：邢　彬
策划编辑：周　萌
责任编辑：张　雪
责任印制：郄亚喃
印刷装订：三河市祥达印刷包装有限公司
读者服务：张西贝佳
出版发行：海南出版社
总社地址：海口市金盘开发区建设三横路 2 号
邮　　编：570216
北京地址：北京市朝阳区黄厂路 3 号院 7 号楼 101 室
电　　话：0898-66812392　010-87336670
电子邮箱：hnbook@263.net
经　　销：全国新华书店
出版日期：2017 年 5 月第 1 版　2025 年 4 月第 13 次印刷
开　　本：880 mm × 1 230 mm　1/32
印　　张：8
字　　数：182 千字
书　　号：ISBN 978-7-5443-7165-0
定　　价：39.80 元

推荐语

写得很棒！全面、真实！米歇尔·芳汀出色地指引读者完成转型之旅并教导大家用强大、简单且便利的策略"平稳度过"人生的曲折。

——大卫德奇　畅销书作家

通过阿育吠陀的原理积极参与自身疗愈，米歇尔·芳汀是见证阿育吠陀之美和成效的活生生的范例。她列出的整体性的疗愈方案，让我们生活中的方方面面都可以保持健康和平衡。简单而不失深刻，大爱！

——莉莎·玛丽·科菲　畅销书作家

米歇尔·芳汀的这本书将带你认识阿育吠陀并为你提供简单、实用且富有创造性的方法来改善你健康的方方面面。

——苏答·布鲁苏及谢卡尔·安南姆柏特拉博士

印度阿育吠陀包罗万象，是有着超过 5000 年历史的生命养生学。通过这古老的生命学说不难发现：现代人的身心痛苦来自人们日常的生活方式、思维习惯以及无穷无尽无法满足的欲望。作者以自己的亲身体验，不仅向人们讲述了阿育吠陀的疗愈原理，同时给读者提供了最简单易行的实践方法，让人们在阅读中获得疗愈和乐趣。本书是一本实践性、操作性很强的书，愿有缘遇见这本书的人们能真正从中获得身心疗愈的力量。

——林敏 《清心瑜伽》《生活瑜伽》作者

健康是生命之基石，每个人都有对于健康的需求，今天并不缺乏一些健康方法，但稀缺的是一个健康体系。与中国的中医学一样，来自古老印度的阿育吠陀是一门系统完整、博大精深的自然医学，在科技快速进步的现代社会，它显得越发珍贵，其对于身心保养的指导，犹如挖掘不尽的宝藏，是人生路上的一盏明灯！

愿本书能给您提供指导和帮助。

——迷罗 元瑜伽创始人、《24 节气养生法》作者

"留得青山在，不怕没柴烧。"这个典故常常被我们用来形容拥有健康的重要性，而健康在东方人的思想里既有身体层面的，也包括情感和心灵层面的。本书将阿育吠陀这门印度传统身心医学的原理及拥有身心全面健康的诸多方法，包括健康的身体、健康的情感、疗愈你的过去、健康的环境、健康的职业、健康的人际关系、健康的财务状况，以及健康的精神等，以形象的疗愈之轮的方式深入浅出地展示出来，它对现代生活方式下的我们有着保持健康并防患于未然的重要指导意义。

——沙金 山地瑜伽静修中心、雪山静修中心、中国瑜伽在线创始人

常被人问起"什么是阿育吠陀及其与当今世界的关系",我总是直截了当地说:"你现在为平衡自己所做的,就是阿育吠陀。进食,免除饥饿,是阿育吠陀;添衣,以适应季节变化,是阿育吠陀;锻炼,以保持健康,是阿育吠陀。"有意无意地,我们都在随阿育吠陀之轮旋转。阿育吠陀让我们理解自己的体质(督夏),有意识地发展我们自身的潜能以致能和这个神奇的世界相处。

本书的美妙之处在于读者无需漫长的学习,就可以获得对阿育吠陀快捷而简易的理解,并从中获益。正如常言所说,阿育吠陀一滴足以长流。

——Dr. Muruli Naik　印度阿育吠陀医生、阿育吠陀营养师

12 年前我在喜马拉雅山静修中心听到阿育吠陀这个名字时就感到莫名喜悦,随后便在杭州吴山筹建了中国第一家阿育吠陀中心。正如您可以在本书中看到的那样,阿育吠陀是一门系统、健康的生命科学,秉持人体内外环境协调、统一、平衡的理念,运用简便的方法,通过饮食、生活方式和瑜伽练习来平衡我们的身心。希望通过本书,大家可以更加了解这门瑜伽的姐妹学科,为促进国人的健康服务。

——郝宇晖　有美堂创始人

推荐序

　　阿育吠陀是古老的印度生命科学，涵盖了医学、养生、生活方式、精神成长的方方面面，是瑜伽的姐妹花。阿育吠陀着眼于人的身体和精神的自我疗愈，而瑜伽则更侧重于人生意义和价值的自我实现。

　　相比较而言，我们对阿育吠陀还知之甚少。本书以简洁明晰的语言介绍了印度的古老生命智慧，着重将阿育吠陀中的养生和生活方式做了阐述，其结合作者自身抗癌经历和恢复体验的部分尤其珍贵，非常具备实践性和操作性。值得我们参考和学习，并加以实践应用。

　　阿育吠陀和中医曾经在历史上有过紧密的交汇，相互之间在理论和方法上吸收彼此的长处，又各自保留了自己的特色，但也由于历史原因而中断了交流。

　　如今，瑜伽在中国已经逐渐被主流社会接受，并成为中国人养生保健的重要组成部分。而且正因为瑜伽的缘故，大家也开始对阿育吠陀愈发重视。阿育吠陀专著在国内的出版还很稀少，希望本书的出版能给予我们更多的参考和借鉴。

闻　风

《瑜伽之书》译者、资深瑜伽教师

序　言

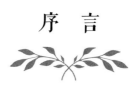

当你成长到可以把控人生方向的时候，你就要自己承担责任了。

——J. K. 罗琳

当下，在美国人的生活中，健康和活力是头等大事。根据美国疾病预防控制中心的统计，如今造成美国人死亡和病残的主要因素就是慢性疾病。心脏病和癌症是美国人致死的头号杀手，而关节炎、糖尿病和肥胖症则是导致数百万美国人病残的罪魁祸首。

大约一半的美国成年人患有一种或一种以上慢性疾病。你也如此吗？你想逃离这不幸的命运吗？

也许你听到过阿育吠陀或者阿育吠陀医学，你想了解究竟，弄明白它的原理；也许你想看看阿育吠陀是否能够帮到你，你拿起了这本书，这就意味着你已准备好踏上改善和增进身体素质的健康旅程。在《阿育吠陀疗法》这本书中，芳汀本着急切渴望改善人们身体状况的愿望，用浅显易懂的文字向读者解释阿育吠陀这门古老深奥的科学，并提供了简单、实用且富有创新意义的方法来提升读者们各方面的健康状况。

　　我的丈夫谢卡尔·安南姆柏特拉是一名阿育吠陀医生和教育家，他见证了许多患者通过有意识地按照阿育吠陀的生活方式生活而改善了身体素质。在我们的家乡宾夕法尼亚州的库珀斯堡开办的阿育吠陀活力健康中心里（Ojas Ayurveda Wellness Center），他帮助了许多罹患肥胖症、关节炎、癌症、抑郁症、便秘、失眠、哮喘以及其他慢性疾病的患者，将阿育吠陀的健康理念融入到他们的日常生活中，在很大程度上改善了他们的整体状况。他富有同情心，曾用整体观和导流论激励一名与肥胖症抗争的患者，告诉她全天小口喝热水，将她的正餐从晚上调整到中午，并改变她偏爱甜食和肉类的饮食习惯。将这些简单的改变叠加在一起，使这名患者的体重大幅下降，并焕发出全新的生机和活力，"疗愈之轮"实实在在地发动了起来。

　　另一位患者忍受失眠症的折磨整整十年了，由此引发的更多的身体疾患让她感觉越来越虚弱。她服用过各种治疗睡眠的药物，不仅收效甚微，还产生了很多副作用。像我丈夫的许多初诊患者一样，她必须开始学着去掌控自己的健康了。当她和我的丈夫坐下来聊天时，我的丈夫边听边考量她的饮食、日常生活习惯，并告诉了她几个秘诀，让她不仅能轻而易举地做到，还找回了她渴望已久的睡眠。在短短的几天时间里，她在每天洗澡前为自己做精油按摩。她不再喝咖啡，而是在睡前一小时喝下一杯混合了可口的阿育吠陀草药的热牛奶，晚上还用温热的精油按摩脚掌。就这样，每晚她在不借助任何药物的情况下就能按时入睡，而且一觉到天明。同时配合一系列温和的排毒疗法（panchakarma），缓解了她根深蒂固的内分泌失调症状。

通过微调就能使身体发生巨大转变的神奇疗法就是阿育吠陀疗法。而当阿育吠陀疗法用于保持健康、防止疾病侵害我们身体的时候，会发挥出更大的威力。我在遇到我丈夫的时候，就一直对健康饮食、瑜伽、冥想以及整体健康疗法很感兴趣。阿育吠陀历久弥新的智慧激起了我强烈的好奇心，我想知道更多关于阿育吠陀改善健康的方法。与此同时，我爱上了我的丈夫和阿育吠陀。他敬业、热情以及分享阿育吠陀智慧时的活力让我的家人以及他所接触到的每一个人都健康而且充满生机。

北美阿育吠陀专业协会（Association of Ayurvedic Professionals of North America，缩写为 AAPNA）是我的丈夫谢卡尔博士于 2002 年成立的。从 2008 年起，协会每两个月都定期召开免费的教育电话会议。电话背后有来自阿育吠陀团体、瑜伽团体以及医学界的主讲人。2014年，米歇尔·芳汀给我们看她写的这本《阿育吠陀疗法》的时候，我的丈夫就说，这本书会帮助到很多人，会让那些做好准备、想为自己的健康带来积极改变的人们受益。

就像"瑜伽之父"帕坦伽利（Patanjali）定义瑜伽时给出的"八大分支"或"八大途径"那样，米歇尔·芳汀确定并解释了"健康之轮"上的"八根辐条"。她将生命中八项至关重要的部分称作"达摩"（dharma），即生命的目标，指的是健康的身体、健康的情感、健康的人际关系、疗愈自己的过去、健康的精神、健康的环境、健康的职业和健康的财务状况。而这八根辐条的中心是"你"。芳汀用阿育吠陀原则为你做了全套的准备，你可以开始对自己的健康负责了。她准备了一份"督夏评估问卷"，来帮助你认清自己的原始体质（prakruti），通过问问题来帮助你发现自己的达摩，提供创造性的理念，使你的达摩变成现实，给予专属于你的阿育吠陀饮食计划小贴士，为你画出情感疗愈计划表，以及其他各种必需的列表、计划和清单。从头至尾通读这本书，好好利用其中的方法，你将收获你所寻找的健康秘籍，你将在通往健康和安乐的大道上稳步前行。

——谢卡尔·安南姆柏特拉博士　苏答·布鲁苏及阿育吠陀活力健康中心和北美阿育吠陀专业协会创始人

阿育吠陀疗愈之轮

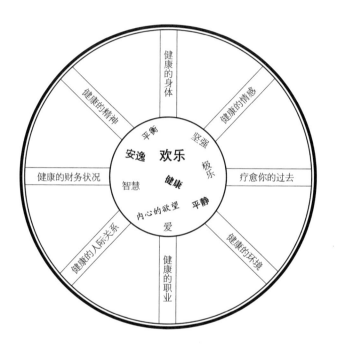

致　谢

感谢玛丽娜、马蒂厄和泽维尔，你们三人是我生命中的明灯，帮助我走过黑暗并继续照亮我前行的道路。

感谢艾米·派珀作为拜日式照片的出镜模特，谢谢你，艾米！

感谢阿育吠陀之路（Ayurvedic Path）的全体工作人员，一直以来为工作室的会员提供了卓越的服务。

感谢信仰阿育吠陀的客户们，你们让我体会到提供服务以及引导人们收获健康是多么好的一种体验。

感谢我的母亲，您是第一个在洗手间镜子上贴纸条，教会我怎么去启发并使用各种图形表达思想的人。感谢您所有的祈祷以及那些激励人心的引文。妈妈，我爱您！

感谢我的爱人，艾瑞克，谢谢你的爱。

自序
我的故事

回想我最早关于健康的记忆，我知道自己一直都很注重健康但却不代表我很健康。12岁的时候，我读了理查德·西蒙斯（Richard Simmons）关于减肥的书籍，也看了他的视频。接着，我按照简·芳达（Jane Fonda）的健美方式锻炼，并在18周岁那天开始做瑜伽。从此，我对健康生活的向往之火被点燃了。

然而，在我28岁那年，作为两个年幼孩子的母亲，我的生活发生了大逆转。我接到了一个可怕的消息——没有人愿意听到的消息："你得了癌症。"是的，我被诊断为甲状腺癌。整个过程中，我一直在问医生，"是什么原因导致我得了癌症？"可没有人告诉我哪怕一点点能让我理解的答案。我对自己在这方面知识的欠缺感到很懊恼。在我内心深处，我知道一定有某个原因导致28岁的自己生病了。从此，我开始不顾一切地寻找病因。

一个偶然的机会，我接触到了阿育吠陀——有着五千年历史的印度医学。一个朋友给了我迪帕克·乔普拉博士（Dr. Deepak Chopra）

写的《完美健康》(*Perfect Health*)这本书，它带我走近可以解答我健康问题的医学。阿育吠陀疗法帮你揭示真正的病因，并让你了解疾病是如何在身体里发生的。

一段时间后，我开始按照阿育吠陀的健康方式生活，并收到了显著的效果。我并没有拒绝现代的肿瘤疗法，也做了两次手术并接受了放射性碘治疗。在恢复阶段，阿育吠陀疗法大大地帮助了我。我深深地知道，如果不找到那个致病的"病因"，我只会让自己再度生病。我也细细地梳理了自己生活中各方面的不良习惯以求寻找答案。我的逻辑就是，即便生活中只有一个层面处于失衡的状态，也给了疾病以可乘之机。这本书的构思来自于我在身体恢复阶段所尝试的各种方法。从疾病到健康的这段旅程让我再次相信人们总有办法获取健康，如果我对现在的医疗体系感到灰心，从中找不到答案的话，那么一定有无数的人也是同样的感觉。

本书是可以帮助你找到自身内在的"良药"，这也就是你一直在寻找的答案。我提供的建议都是简单、可行、合乎常理并且直观的。阿育吠陀采用的是平衡的方式，而不是建议你走极端，所以你一定要小心那些极端化的健康计划。对待自己要有耐心，不要指望一夜之间就会有效果。就我个人经历而言，癌症治疗的三年后，我的健康才达到了理想的状态。这个时间比大多数人都要长。但是，如果我放弃了，我不可能有今天。现在 43 岁的我，却感到比 28 岁以前的任何一天都更健康。

我喜欢乔普拉博士的一句话："阿育吠陀不是为了延长你的寿命，而是为你的有生之年增添生命力。"让我们一起为生命注入活力吧。你的人生，是时间长河中的一段插曲，好好地生活吧。

目　录

引言
重建疗愈之轮

　　在如今美国的经济、政治和社会的大环境下，健康已经成为最重要的话题。就在这本书撰写的时候，美国绝大多数人都被肥胖问题所困扰。根据美国疾病控制与预防治中心最新发布的数据，35.7% 的美国人体重超标。[①] 每 10 个美国人中就有 7 人死于慢性疾病。心脏病、癌症和脑卒中[②] 占每年死亡总人数的 50% 以上。[③] 下面的数据更是让人难以置信：2005 年，1.33 亿美国人患病，或者说每 2 个美国成年

---

① 国家慢性疾病预防及健康促进中心（National Center for Chronic Disease Prevention and Health Promotion）营养、体力活动及肥胖部（Division of Nutrition, Physical Activity, and Obesity），《成年人超重和肥胖》（Adult Overweight and Obesity），美国疾病控制与预防中心（Centers for Disease Control and Prevention），最后更新于 2012 年 4 月 27 日，www.cdc.gov/obesity/adult/index.html。这项研究于 2010 年进行。
② 一种急性脑血管疾病。——编者注
③ 国家慢性疾病预防及健康促进中心，《慢性疾病：美国人死亡和致残的首要原因》（Chronic Diseases: The Leading Causes of Death and Disability in the United States），美国疾病控制与预防中心，最后更新于 2014 年 5 月 9 日，www.cdc.gov/chronicdisease/overview/index.htm。

人中就有 1 人患有至少一种慢性疾病。[①] 这些疾病有什么共同点呢？共同点就是它们百分之百可以预防。

然而患病人数仍在增加。医保的费用支出成了天文数字，即使有政府资助医保，可费用仍在不断飙升。我们现在已经拥有高度发达的创新科技、丰富的研究资源和实验药物，我们所投入的一切都是为了治愈人类已知的各种疾病。然而，随着时间的推移，在整体上我们却病得越来越严重。

究竟是什么导致了这样的矛盾的出现呢？其中一个原因恐怕是没有及早发现疾病，错过了最佳治疗时间。很多人心脏病发作、脑卒中，或者患了癌症，都是到晚期的时候才知道的。在这种情况下，世界上任何科技或者药物都已经无法帮助他们了，所以他们就只能听天由命。另一个原因就是许多患者虚弱的身体状态。尤其是老人和小孩更容易患病，治疗使用的药物和手术或许对他们的身体只有坏处没有好处。

高额的医疗费是另一个让许多人久病不愈的原因。截止到 2014年 1 月，很多美国人都还没有医疗保险，或者享受不到全方位的医保。无论是哪种情况，病人在生病初期会尽可能拖着，直到症状严重到忍受不了的时候才去找医生。就算这样，有些疾病的治疗费用还是太过昂贵，病人根本就没有接受治疗的能力。

现在看来，对人们来说最普遍的致病原因是不良的生活方式。

---

① 国家慢性疾病预防及健康促进中心，《慢性疾病：美国人死亡和致残的首要原因》(Chronic Diseases: The Leading Causes of Death and Disability in the United States)，美国疾病控制与预防中心，最后更新于 2014 年 5 月 9 日，www.cdc.gov/chronicdisease/overview/index.htm。

我们做了什么不该做的，或者该做的什么没做，都在一点点杀死我们。事实上，这不是坏事反而是件好事。就绝大部分的生活方式而言，我们直接享有控制权，我们可以做出改变。即便我们心存疑虑，可是也得承认，改变某些生活习惯，确实能够改善我们的健康状况。

有的时候，我们的健康需要他人的帮助。我们将自身健康的掌控权交给某个人或者某个组织：医生、医疗保险公司、药品企业、食物生产者、药剂师，甚至还有广告商。对于健康，我们交出的权力不断升级，直至最终失控，我们再也不知道自己的不健康究竟该去责怪谁。在这个问题上，解决办法似乎并不在未来，所以我们不如回过头，去看看古代的智慧。

本书中所讨论的概念可以让你重新掌控自己的健康，并对自己的健康负责。通过掌控自己的人生，学会使用阿育吠陀疗愈之轮上的"八大辐条"，你就能找到通往健康的专属道路。当然，掌控并不意味着你必须时时刻刻都处于绝对健康状态，因为有太多的变量都让你无法预测健康的变数。不过请放心，通过改变，你将做好充分的准备，去判断疾病是否会发生以及何时发生。

当你重获掌控权时，你对自身的健康问题存有的恐惧将消散殆尽。当你的恐惧消失时，你就能够将能量汇聚在充实的生活上了。这会让你过上一直以来渴望的生活。当你重新聚焦生活时，你将学会扩大你对健康的定义。就大多数人而言，一提到健康，首先就会想到身体。如果身体很强壮、无病痛，我们就会说自己是健康的。但是如果身体正在遭受疼痛、忍受痛苦或者有其他疾病的征兆，我们就会说自己生病了。接下来你所相信和仰仗的体系即将发生变化，由此开始接受本书中所讨论的疗愈系统吧。

阿育吠陀是来自印度的疗愈身心的医学。通过阿育吠陀的训练和实践，我和我的客户们不仅将整体观的概念运用到生活中，我们还发现阿育吠陀其他原理的应用也会有立竿见影的效果。

接下来所举的例子有助于理解整体观的原理。假设你想买房，你理想中的房子应该具备许多不同的元素。比如，你会在厨房里花很长时间制作美味的佳肴，一个漂亮、实用的厨房是你的首选。但你也想要大窗户、宽敞的客厅、四间卧室，同时还必须价格合理、地处安静的街道。当你找到一名房屋中介顾问，向他描述你热爱烹饪，期望享受工作之余回到家准备饭菜，和家人一起用餐的画面。之后还向他说明你对新家的其他期待。然而，这名好心的中介顾问，只会关注你对厨房的描述，然后就开始带你去看一栋又一栋厨房条件极好的房子，根本不会留意你的其他要求。当你看到了新房中漂亮的厨房，可同时发现，这些房子价格极高，客厅局促，窗户又小，还只有两间卧室，且地处闹市中心。这时你向中介抱怨，他根本就没有带你看你想要的房子。可他却会说："您不是说过，喜欢在设备齐全的厨房里做饭吗？所有这些房子里的厨房都是又大又好啊。"

仅把健康和身体联系在一起，就像买房子只看一个厨房一样。大多数人都会同意，买房需要同时满足很多不同的条件才会下决心付款。这是一笔很大的金钱和时间的投资，如果购买时只考虑一个方面，之后可能会出现很多大问题，比如管道堵塞、屋顶漏水，或者衣柜空间不足等。像我们的家一样，健康也是一笔巨大的投资。学习整体的生活模式同样也需要我们投入时间和金钱。如果采用我在接下来的章节中列出的原理，相信回报绝对会远远超出你的投入。

不过，如果没有健康的身体，我们会发现很难去关注转轮中的其他层面。因此我们的旅程将始于达摩（意思是"生命的目标"）、健康的身体及其亲密的伙伴——健康的情感。健康的人际关系和疗愈你的过去是健康情感的两个分支，我们也会专门谈到。接下来是健康的精神，它将身体和情感联结在一起。然后我们会深入探讨健康的其他三个层面：健康的环境、健康的职业和健康的财务状况。

✿ 为什么是转轮

我选择转轮作为比喻有很多理由。首先，转轮是连续的，它没有开端也没有终点。"完整"对于转轮来说极其重要，像是自行车的车轮。如果你不会骑自行车，可能想象不出自行车是怎么用两个窄窄的轮子支撑你的体重并向前移动的。车轮在转动，但是如果一个轮子少了几根辐条，或者轮缘变形了，平衡就变得困难起来。如果你继续骑着一辆缺少辐条的自行车，短时间内它可能还会支撑你的体重，但轮子最终会因为缺乏整体的平衡而被压扁。同样，我们的身体和健康也是如此。如果缺少健康的任何一个元素，比如，我们可能运动很少或者饮食中缺乏蔬菜，一时可能还过得去；但是如果我们一直这样，最终健康一定会受损，这是必然的。人类健康的秘诀是保持多方面的平衡。我们不能忽视身体和情感的健康，不能仅仅依靠合理的饮食就获得全面的健康。要想了解这些，那就去和那些吃得健康但缺少亲昵关系的人谈谈，或者和那些天天运动却痛恨自己工作的人聊聊就知道了。一旦你这么做了，整体观将开始在你面前展开。

我选择用转轮作为比喻的第二个理由，是你能从任何一面去感受它，而不需要通过错综复杂的迷宫来接近其中的某个层面，也无需彻底完成一个层面的任务之后再开始另一个。你可以从任意一边开始，然后转动转轮，自然就开始相对的另一边。这样你将明白，所有的部分组合在一起是整体和谐的。当你开始探索其中一边的时候，就会自然进入另外的层面而不是有意识地刻意开始。或许是你生活中缺少的层面指引你拿起这本书，如果是这样，你可以从转轮上那个特别的层面开始，之后再移动到下一个。

❀ 找回你的健康和生活

信息爆炸的今天，你不必再费力寻找关于如何生活和增进健康的模式，我们比任何时候都更容易获得最新、最好的流行趋势。从石榴籽、枸杞子到奇亚籽，每周都有更新，层出不穷的事物不断挤上我们本已满满登登的购物清单。不是最新的食物和营养品，就是更新换代声称能让人更年轻、更开心或者能提高我们性生活质量的特效药。所有这些信息，无论好坏，都只起到了一个作用，那就是让我们脱离自己去找寻健康，而最终，我们被逼疯了，因为我们不知道到底该听谁的。说真的，当信息飞速更迭的时候，你能相信谁？就在写这本书的时候，我的很多客户就正在从各种谈话节目中获得饮食、运动和平衡生活的各种建议。坦白讲，我并不反对养生节目，我敢肯定邀请的嘉宾都十分博学。但是，我要重申，再多建议也并不能让观众来掌控自己的健康。而且由于大多数信息都是碎片化的，并不完整，因此不一定能够作为方法让人获得或者保持健康。

阿育吠陀医学教育人们首先审视内心。由内而外地去了解自己，搞清楚是什么让自己这样。而让你变成这样的原因，可能和你生命中的其他人是不一样的。如果你不先迈出这重要的一步，无论是芽苗、草药、维生素、果汁还是药物，都无法帮助到你。

20世纪80年代，流行的减肥理论将饮食中的脂肪看作是不好的东西。某些人断言，最好所有的东西都是零脂肪的，否则就没法减肥。结果，食品公司开始脱脂一切，就连黄油，原本绝对百分百的脂肪，也做成脱脂的了。这种流行趋势最高涨的时候我18岁，和众多十几岁的少女一样，也想减肥。于是，我开始了零脂肪饮食，也就是确保饮食里绝对不出现任何脂肪。

接着发生了一些改变。首先，我开始没有胃口，食物简直让我想吐。我无法容忍脱脂的奶酪、酸奶或者调味汁，它们都太甜太腻了。其次，我开始头疼并且全身没劲，情绪也糟透了。我确实减了些体重，不过却是以我的健康为代价的。最后，几个月不到，和其他不吃某种主要食物的减肥方法一样，我的身体报复了我。我放弃了，开始大吃特吃我的身体一直渴望的所有脂肪，然后我又胖了回去。多年后，当我遇到阿育吠陀医学，我才知道为什么我的身体对零脂肪饮食的反应那么糟糕。首先，我们的身体需要脂肪才能存活，特别是大脑，60%都是脂肪，是我们身体当中脂肪最多的器官。此外，我的阿育吠陀身心类型是由大量的空间和空气构成的，缺乏脂肪只会增加我的身心中的这些元素，对我而言，这意味着灾难。

通常，当我们做出对身体无益的事情时，我们的身体会不舒服，会向我们发出信号。但我们的思想会无视这些信号，还会用理由去推翻它们，说明我们的思想误以为这些做法是有利于健康的，即使现实并非如此。那些时刻，我们都在忽视身体本能的讯号。

❀ 为你的健康负责

在整个旅程开始前，你必须先接受一个理念，就是你要为自己的健康和幸福负责。买下这本书，你就已经踏出了第一步。彻底认识到你才是直接影响自身健康的那个人，这点对于扭转你的健康状况，让健康往更好的方向发展至关重要。

你将做出的改变，是从一个受害者的思维模式转变为以责任为基础的思考方式。前者是被动的，后者是主动的。如果你想完全康复并且过上充实的生活，那么就必须摒弃受害者的思维模式。那种模式会说："我不会健康，因为……"或者"我不健康，因为我的丈夫（或者我的妻子、我的工作、我的母亲等）让我崩溃。"当我们以这种方式思考时，我们会因为身边的人在看到我们生病时没有按照我们喜欢的方式做出反应而生气。我要问你的是：你怎么能期望其他人比你还关心你的健康呢？

为自己的健康负责并不意味着责怪自己，这仅仅意味着照顾和看管。不要等着你的另一半给你做健康的饭菜，而是自己去买菜；按照本书里的方法，自己做顿晚餐。如果你不会做饭，去上个厨艺班。别总是用"等我发了工资就去健身房"这样的借口来逃避锻炼。现在就穿上运动鞋，套上件舒适的衣服，出门去，走上 20 或者 30 分钟。你总能找到借口，因此无法改善健康，借口远比你现在脑子里能想到的多得多。然而，其实你每天也有同样多的机会可以让自己做出改变。当你在思想上做出改变，你就成了照亮他人、让他人追随的灯塔。

专注于你为什么渴望健康，让它成为你的向导和动机，然后去努力争取你想要的健康。你是那个最关心你自己的人。最后，要知道这是一场旅行，它可能从这儿开始，但将持续一生。让我们开始这段旅程吧！

实

践

你对自己的承诺

　　在这里或者在你的日记里，写下阅读本书时你对自己做出的承诺。按照下面的范例，签名并写下日期。

　　我在阅读《阿育吠陀疗法》时对自己的承诺：

　　　　　　签名：

　　　　　　日期：

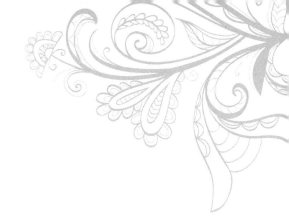

第一章

chapter 1 ⸺⸺⸺⸺⸺⸺⸺⸺⸺⸺⸺⸺⸺⸺⸺⸺

阿育吠陀的迅速洗礼

> 即便医生的书本知识再渊博，如果不带着关爱之火和真理之光走进病人的内心，也无法完全治疗疾病。
>
> ——《遮罗迦集》（神圣的阿育吠陀本集）

　　阿育吠陀是一个庞大的知识体系。有人曾说阿育吠陀所包含的知识犹如浩瀚的海洋，因此行医者很难完全掌握它。让我们从你需要了解的基础开始，好让你轻松地开始阿育吠陀的生活方式。

❀ 什么是阿育吠陀

　　阿育吠陀是一门身心医学，起源于印度，距今至少有 5000 年的历史。阿育吠陀这个名称来自两个梵文（古老的印度文字）：ayus，"生命"；veda，"科学"或"知识"。所以，这个名称的字面意思就是"生命的科学"。阿育吠陀是一门包罗万象的医学或者说科学，包括观察、诊断、治疗和预防疾病、身体的排毒与更新、手术以及草药。之所以将阿育吠陀称作以意识为基础的医学体系，是因为阿育吠陀的医生们都会在推荐或者展开治疗前尽力探寻身体信息，以全面地了解患者。因为这些医生治病，不仅靠观察，还会凭"直觉"。阿育吠陀的医生们知道，病人不仅仅是血肉之躯，还是会不断变化的"人"，他们有身体、有思想、有感情、有灵魂，还有精神。正如《遮罗迦集》所说的那样，医生要走进病人的心中，"带着关爱之火"。如果不这么做，就帮不到病人。我相信这个说法指出了，一直以来，对抗疗法、西医、药物中所缺失的，以及在阿育吠陀医学中所能找到的方法。

为什么是阿育吠陀，而不是其他疗愈方法

阿育吠陀是集大成者。阿育吠陀在实践中强调饮食、生活方式、周期和日常规律、草药、按摩或者触摸疗法、身体排毒、能量运行、通过瑜伽和冥想修炼精神，还有手术。阿育吠陀背后的哲学是：如果有效，就继续尝试。即使使用了这本指南中的原理，你仍然可以执行医生的治疗方案，服用处方药，并且利用对抗疗法中的方法。

另一个使用阿育吠陀疗法的理由是，阿育吠陀是这个星球上最包罗万象的医学体系。阿育吠陀的其他学科，比如阿育吠陀占星学、对象布局和空间研究，在这里我并没有展开讨论。

最后，阿育吠陀关注的首先是预防医学。意识到身体、思想和理解力的存在，能够指引你辨别疾病彻底爆发前的那些细微变化。改变身体的细微变化远远要比治疗疾病容易得多。学习和运用一些小技巧，就能大大地改善自己的健康。

✿ 平衡与失衡

西医和阿育吠陀的主要区别是，阿育吠陀将健康和疾病看作平衡与失衡。如果一个人处于平衡状态，他很健康，有生气、有活力、充满神采、快乐、有干劲，他的皮肤和眼睛都会发光。当一个人处于不平衡的状态时，他会呆滞、会疼痛、会疲劳、会死气沉沉、会焦虑、会紧张或者沮丧。无论有没有伴随身体症状，阿育吠陀都能洞察到一个人的不平衡状态。这种失衡如果不加以修正，将最终导致症状的显现甚至疾病的爆发。在病人生病之前发现失衡，给阿育吠陀的医生们留出了帮助病人的余地。病人来找大夫是因为不舒服，如果医生从病人身上找不到任何的症状或者异常，通常他就会让病人怎么来就怎么走。但是阿育吠陀的医生通过观察、触诊以及询问一系列的问题，能轻易地洞察病人的失衡状态；通过建议改变饮食习惯、运动、瑜伽、冥想、生活方式、情绪管理以及使用草药，帮助病人调整回平衡的状态。

✿ 阿育吠陀中健康的定义

通常，来找我做阿育吠陀疗法咨询的客户都声称自己绝对健康。初次见面前，我会给他们发一份问卷，在关于身体和情感健康的部分，他们会写，"非常好"或者"很好"。这类客户可能都明显超重或者酗酒，或者在和失眠症、焦虑症以及其他阻碍他们享受生活的症状做着斗争。当进一步询问时，他们会承认："是的，我需要减减肥。"或者，"一天结束了，我必须得喝一杯。"又或者，"我已经连续 10 年每晚睡眠时间不超过 5 小时了。"

我要求你改变的是你对健康的定义，那种属于典型的西医思维模式的定义："只要我没有症状，我就是健康的。"而阿育吠陀的定义则是："健康是集思想、情感、灵魂、精神、身体以及生活目标于一体的。"其中的任何一项不平衡，整体就会失衡，这点确定无疑。在接下来的章节中，你将会学习辨别失衡，并且会发现你拥有着重获健康的利器。

🌼 五大元素

当阿育吠陀处于起始阶段时，圣人们被称作吠陀仙人（rishis），或先知，他们观察人与自然。圣人们注意到，人对相同刺激的反应各异。比如，你和朋友走进一个房间，你可能会觉得冷，而你的朋友却在抱怨太热了。又或者，你和爱人来到户外，阳光很足，他可能需要立刻戴上墨镜才能享受户外时光，而你却喜欢任由阳光洒在脸上的感觉。这些差异，让吠陀仙人意识到，每个人都有独特的动态，有着以无处不在的五种元素为基础的不同的身心类型。这五大元素分别是空（akasha）、风（vayu）、火（tejas）、水（jala）和土（prithivi）。梵文中，这五大元素或者"伟大的元素"，影响着其他的所有元素。五大元素组成了阿育吠陀中主要的三种督夏（dosha，即身心类型，也有"能量"之意）。

✿ 督夏

三种主要的督夏，即身心类型，分别是瓦塔（Vata）、皮塔（Pitta）和卡法（Kapha）。瓦塔由元素空和风组成。空指的是巨大广阔的空间，或者以太（Ether），也包括房间中的空间、盒子里的空间，或者你细胞间的空间。风流通和循环，需要空间，因此这两种元素在一起很和谐。皮塔由元素火和水组成，同样具有相互转化的特性。卡法由元素水和土组成。这些元素，以不同的数量，在地球上和宇宙中存在着。我们是地球和宇宙的一部分，因此这些元素也在我们每个人的身体里。

每个人的身心构成中都存在着三种督夏，只是每个人身上的每种督夏比例不同而已。因为共同的基因，督夏构成通常在家族中有着总体的倾向，不过有时也并非如此。环境、地理位置、年代、时间以及出生的季节都会影响一个人的身心类型，或者说本性。

要确定自己的身心类型，请完成下面的"阿育吠陀身心类型测试"。在你评定每一项陈述时，想一想你的行为、反应，以及一直以来的状态。如果其中一项陈述符合某些时候或者某些时期的你的生活，你需要确定这种说法怎么就精确地描述了你通常的生活。只要你对自己真实，这个测试将会给出精确的答案。当你改善健康、回归自然的平衡状态时，这个结果将会指导你。

阿育吠陀身心类型测试

请评定以下每一条陈述，想想你一直以来的生活。如果一个陈述完全与你的生活不符，打0分；如果说的完全就是你的生活，打5分；如果很少发生，打1分或2分；如果时有发生，打3分；如果经常发生，打4分。

第一部分

1. 我一直很瘦，不容易长胖	0	1	2	3	4	5
2. 我走路很快，总是走在一群人前面	0	1	2	3	4	5
3. 我很容易紧张或者焦虑	0	1	2	3	4	5
4. 我吃饭很快，家人都说我应该慢点吃	0	1	2	3	4	5
5. 我很有创造力	0	1	2	3	4	5
6. 我学东西很快，不过忘得也快	0	1	2	3	4	5
7. 我打电话的时候喜欢来回踱步	0	1	2	3	4	5
8. 小时候，人们说我总是烦躁不安	0	1	2	3	4	5
9. 我经常便秘	0	1	2	3	4	5
10. 我的思维很活跃，有时会停不下来	0	1	2	3	4	5
11. 当冲突发生时，我总是问自己"我做错什么了吗"	0	1	2	3	4	5
12. 一个人的时候，我每天吃饭和睡觉的时间都不一样	0	1	2	3	4	5
13. 如果我总待在一个地方，会感到很无聊	0	1	2	3	4	5
14. 当走进一个房间，我总是觉得太冷了	0	1	2	3	4	5
15. 我的皮肤总是很干、很粗糙	0	1	2	3	4	5
16. 我比很多人更容易受到寒冷和大风天气的影响	0	1	2	3	4	5
17. 有时人们指责我"没脑子"	0	1	2	3	4	5

18. 朋友们说我是个话痨	0	1	2	3	4	5
19. 我睡眠很浅，入睡困难或者总睡不着	0	1	2	3	4	5
20. 我喜欢新项目、新活动和新爱好，但总是三分钟热度，很难坚持	0	1	2	3	4	5

第一部分总分：＿＿＿＿＿＿分

第二部分

1. 我的眼睛对太阳光很敏感	0	1	2	3	4	5
2. 我是中等身材	0	1	2	3	4	5
3. 我胃口很好，如果我想，可以吃很多	0	1	2	3	4	5
4. 我不喜欢浪费时间	0	1	2	3	4	5
5. 我有很强烈的愿望学习新东西	0	1	2	3	4	5
6. 我会计划每一天，喜欢按照日程做事	0	1	2	3	4	5
7. 当我吃多了或者不舒服了，我会反酸、烧心或者胃部有灼烧感	0	1	2	3	4	5
8. 很多人认为我很固执	0	1	2	3	4	5
9. 我的行为总是精确和有序的	0	1	2	3	4	5
10. 我喜欢看见东西摆在本来的位置上	0	1	2	3	4	5
11. 发生冲突时，我会想"为什么别人不能像我一样看待问题"	0	1	2	3	4	5
12. 如果没能按时吃饭，我会变得烦躁易怒	0	1	2	3	4	5
13. 我喜欢户外活动，这让人兴奋	0	1	2	3	4	5
14. 我总是觉得屋里太热	0	1	2	3	4	5
15. 我很爱长痤疮、荨麻疹等等各种疹子，我皮肤发红	0	1	2	3	4	5
16. 我通常排稀便或者一天排便两次以上	0	1	2	3	4	5
17. 我易怒，不过忘得也快	0	1	2	3	4	5

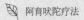
18. 朋友们说我很热情	0	1	2	3	4	5
19. 辛辣的食物会刺激我的肠胃	0	1	2	3	4	5
20. 当我想要什么的时候，我会坚定地通过努力得到它	0	1	2	3	4	5

第二部分总分：＿＿＿＿＿＿＿分

第三部分

1. 人们说我骨架大。	0	1	2	3	4	5
2. 我走路慢，我不理解为什么有的人总是急匆匆的	0	1	2	3	4	5
3. 即便我的生活压力很大，我也不想去处理它	0	1	2	3	4	5
4. 我吃得慢。吃饭时，我是全桌最后一个吃完的人	0	1	2	3	4	5
5. 我比其他人学东西的时间都长，不过学会了就不会忘记	0	1	2	3	4	5
6. 只要看蛋糕一眼，我就能长 10 斤	0	1	2	3	4	5
7. 我喜欢窝在沙发上看书，一连几个小时不动	0	1	2	3	4	5
8. 我喜欢睡觉，特别是早晨。我认为自己不是个早起的人	0	1	2	3	4	5
9. 我消化慢，饭后总感到很撑	0	1	2	3	4	5
10. 我宁可在电视上看体育比赛，也不愿意参加体育活动	0	1	2	3	4	5
11. 发生冲突时，我想爬上床，忘记它的存在	0	1	2	3	4	5
12. 我不理解那些说自己不饿的人。如果有食物摆在我面前，我就会想吃	0	1	2	3	4	5
13. 我至少要睡够 8 小时，第二天才会感觉舒服	0	1	2	3	4	5
14. 我很烦寒冷潮湿的天气	0	1	2	3	4	5
15. 我认为我会受季节性情感障碍的影响	0	1	2	3	4	5
16. 我不喜欢太多变化，我喜欢事物保持不变	0	1	2	3	4	5

17. 我的朋友和家人说我是一个感情真挚、善于倾听的人	0	1	2	3	4	5
18. 我有鼻涕多、痰多的问题；或者说有慢性鼻窦炎和鼻敏感	0	1	2	3	4	5
19. 体重问题经常伴随着我	0	1	2	3	4	5
20. 我行动很慢，总是有条不紊	0	1	2	3	4	5

第三部分总分：＿＿＿＿＿＿分

总分和督夏

　　将每部分的总分填写在下面对应的空白处。接着确定三者中哪项得分最高，对照"可能的身心类型"找出对应的督夏。如果你的最高分超过了85分，你可能就是单一督夏类型。如果你的第二部分得分和第一部分得分接近，并且高出第三部分10分以上，你就是双督夏类型。例如，你的第一部分为73分，第二部分54分，第三部分27分，那么你就是瓦塔－皮塔类型。很少有人是三重督夏类型，即由等量的三种督夏组成的身心类型。

第一部分总分：＿＿＿＿＿＿瓦塔

第二部分总分：＿＿＿＿＿＿皮塔

第三部分总分：＿＿＿＿＿＿卡法

可能的身心类型：

瓦塔　　　　　　　皮塔－瓦塔

皮塔　　　　　　　皮塔－卡法

卡法　　　　　　　卡法－瓦塔

瓦塔－皮塔　　　　卡法－皮塔

瓦塔－卡法

身心类型测试的目的是确定你的自然状态，并不是说身体里的三种督夏都要一样强劲或者选择你认为可能喜欢的特质。当一个人处于平衡状态，他具有所有督夏中全部的积极特征。比如，卡法型人天生可靠、忠诚，可这并不意味着皮塔型人或瓦塔型人不能具备那些特质。当处于平衡状态时，皮塔型人和瓦塔型人也会倾向于和这些积极的特点相一致，只是说可靠和忠诚在卡法型人中更容易找到。然而，当一个人在失衡状态下，他通常会首先表现出主导督夏中的消极特质；如果失衡持续，其他督夏中的消极特质也会显现出来。再回到我举的卡法型人（天生可靠忠诚）的例子中来，卡法型人失衡的负面表现是占有和贪婪。如果失衡持续，占有会导致愤怒或者焦虑，其中愤怒是标准的皮塔失衡，而焦虑则是标准的瓦塔失衡。

一旦确定了自己的身心类型，就要阅读每种督夏的具体描述。请记住，每种描述代表的是这种身心类型的范例，可能只是部分适用于你。通常你会在自己身上看到主导督夏的多个特质，次要督夏的一些特质，以及得分最少的督夏中的一两种特质。

瓦塔：风型体质

瓦塔型人的督夏由空和风组成，这类人瘦而轻，且棱角分明。想象一下宇宙的特点：广阔、空旷、无限、冰冷；再想象一下气流的特征：流动、凉爽、无常、不可预测、凛冽、干燥。瓦塔型人的身体和思想具有上述特质。瓦塔型人敏捷迅速，他们动作快、说话快、走得快；他们学得快，不过忘得也快。瓦塔型人容易激动，紧追新鲜事物、潮流和时尚。他们逗趣、有创造力、善交际、有魄力。像风一样，他们在一个地方待一段时间就会去另一个地方。与瓦塔型人一起，会让你保持年轻并且笑个不停。他们爱玩、风趣、幽默，不过他们也难以捉摸、不甚可靠，通常被认为"没头脑"。瓦塔型人抗拒一成不变，即便需要规律生活，也总是忘记按时吃饭、睡觉。瓦塔型人对于计划通常都是虎头蛇尾、有始无终，时常更换工作或男女朋友，会把钱花在无关紧要的小东西上。

平衡状态下，瓦塔型人会用他们无限的精力让你开心地忙个不停。不过，失衡时，瓦塔型人则会遭受焦虑、无端恐惧、削瘦、便秘、皮肤干燥、眼睛干涩、周身疼痛等症状的困扰。

皮塔：火型体质

火与水乍一看似乎具有完全相悖的特性，不过在它们共同的作用下却能将一种事物变成另外一种。比如说，如果要烘焙一炉布朗尼，你需要将干湿原料混合。当你将原料搅拌在一起时，你会得到浓稠、湿润、黏糊糊的混合物。湿润主要来自鸡蛋、水和油。之后你将混合物放在烤盘里，放入烤箱烘焙。45分钟后，布朗尼出炉了。可如果你翻开烤好的布朗尼，想在里面找鸡蛋、水或者油，是不可能找到的。这是由于火，或者说烤箱，将原料变成了别的东西。这就是皮塔的转化效果。

皮塔型人多为中等身材，有着漂亮的眼睛和犀利的目光，皮肤健康、富有光泽。皮塔型人喜欢事物井井有条，是细节上的完美主义者，同时不喜欢浪费时间。皮塔型人会激励自己训练、学习新的技能、收集资料，之后将知识分享给那些想要聆听的人。对他人而言，皮塔型人有趣、迷人、得体、热情。

身体上，皮塔型人像山羊，能吃任何想吃的东西，多亏了如火般强大的消化系统，他们通常都感觉不错。不过，皮塔型人会仗着消化好而暴饮暴食，或者吃很多辛辣和油炸食品，所有这些都会加剧皮塔的属性。

当皮塔型人处于平衡状态时，他们是强有力的领导者、充满激情的爱人、见多识广的师长，美丽而漂亮。然而，当皮塔型人失衡时，他会喷火，批判和评判所有遇到的人。他易怒、不开心、频频皱起眉头。他会出现胃酸过多性消化不良和肠胃虚弱的症状，难以消化任何食物。他生气时皮肤会发红，并经常出疹、长痘。

卡法：土型体质

土和水混在一起会形成"泥"，缓慢、潮湿、阴冷、厚重、粘滞、结实、沉重。卡法型人身材魁梧、骨架大，皮下脂肪高于其他督夏型人，他们有着大而有爱的眼睛和红润的脸颊。卡法型人行动如乌龟般迟缓，他们走路慢、说话慢、思考和处理事情也慢，不会过分担忧。卡法型人抗拒变化，喜欢循规蹈矩、按部就班地生活，他们充满深情。对他人而言，卡法型人踏实、稳重、慈爱、可靠，是很好的聆听者。卡法型人总想不通为什么他们那么爱吃，那么容易长胖。处于平衡状态时，卡法型人是家庭和公司坚实的依靠。可一旦卡法型人失衡，就会长胖，拒绝离开沙发半步，周围堆满乱七八糟的杂物，和伴侣相处时占有欲变强，身体中会产生多余的黏液。当以上三种身心类型在失衡状态下面临抑郁风险时，卡法型人情绪低落得最快，深冬时节尤其如此。

✿ 解读你的督夏

为了有助于疗愈，了解自身所属督夏的一些指标尤为重要。不同的督夏对应着不同的疗法，通过了解何种督夏失衡或者可能失衡，你才会找到疗愈的方向。例如，如果你有长时间便秘，或者在有压力或旅行时出现便秘症状，那么需要关注瓦塔督夏以获得身体的再平衡；如果你因为暴饮暴食，吃饭时生气，或者吃了辛辣的食物导致胃酸倒流，那么你需要关注皮塔督夏来取得身体的再平衡。

督夏有三种，由于我们的身体中存在着全部督夏，任何一种都有可能出现不平衡的状况。例如，假使你为瓦塔型体质，而现在是密歇根州的冬天，你的腿骨折了，已经躺在沙发上好几个星期了。天气很冷，你因为不能动而心烦意乱（瓦塔型人若不能动会感觉很不好），同时为了慰藉自己吃了好多东西。一旦你的腿好了，你会发现自己总是很疲乏，到了早上总想睡懒觉，并且胖了快10斤。由于这些假设的情况、季节和环境，你本来是瓦塔型，现在正在经历卡法型的失衡状态。在这种情况下，卡法才是适当的、获得再平衡状态的督夏。

咨询时，经常会有人这样问我："一生中我的督夏会变化吗？"答案是：你的"原始体质"（prakruti）不会变，而你的"动态体质"，即非自然体质（vikruti）会发生变化。原始体质是在受精的瞬间由遗传基因赋予的。就如同你永远无法改变自己眼睛的颜色一样，原始体质很难改变。然而，我也见过极度不平衡状态的客户呈现出某种原始体质，但是经过细致的询问之后，我发现他们真正的体质却是截然相反的。

"动态体质"是你目前的状态，大多数情况下，是你不平衡的状态。我们会时不时地在平衡与失衡间摇摆。如果能按照自身的督夏和阿育吠陀的原则健康生活的话，基本上大部分时间我们都会保持平衡状态。然而，如果不断忽视身体发出的信号，饮食上想怎么吃就怎么吃，久坐不动或者滥用化学药物，我们就是在一点点远离平衡。疾病不会在一夜间发生，我们可能觉得是这样，但它其实是由日以继夜、经年累月的细微变化积累而成的。

现在你可能会问："好吧，我该平衡哪种督夏呢？"为了简单起见，最好从平衡你的支配型督夏入手，也就是从得分最高的督夏开始。要平衡一个人的原始体质，特别是目前身体有病的人，是件复杂的事情，最好在阿育吠陀疗愈师的指导下进行。不过，我敢向你保证，如果运用本书中的原则，你的健康指数会迅速提升。一旦你开始对这些方法感兴趣，就可以找一名阿育吠陀疗愈师，帮助你对付更为复杂的健康问题。

在本书中，每种督夏的描述都呈不断恶化的趋势，同时给出督夏必须得到抚慰的解释。请注意在接下来几页中有关疾病的六个阶段的描述，以便更好地了解病情加剧的概念。对于西方人来说，这些观念可能是全新和陌生的，不过请记住：这是历久弥新的智慧，是几千年来代代相传的智慧结晶，是完备而透彻的。一旦你理解了阿育吠陀的疗愈方法，就会明白它完全合情合理。

✿ 疾病的六个阶段

阶段 1：聚积

将注意力放在身心类型上时，请接受以下陈述：你所拥有的已经足够，无需累积叠加。皮塔的构成中已经有相当数量的火元素与水元素了，所以通过增加火与水，就会让皮塔督夏恶化。"聚积"的意思是，一种督夏在身体中的某个部分增加，通常这个部分就是这种督夏的栖身之地。比如说，瓦塔目前在结肠，所以，当风元素和空元素在结肠聚集时，其数量在结肠中就会增加。当结肠中存在相当多的风和空时，额外的量会加重结肠的负担。

阶段 2：恶化

督夏的聚积开始让其栖身的部位功能失常。在结肠的例子中，当风元素和空元素在身体中增多时，人会感到胀气或者腹部不适，却不知道为什么会这样。

阶段 3：扩散

恶化的督夏开始扩散到本来部位以外的地方。沿用上面结肠的例子，这时人可能排气增多，整个腹部感到不适，食欲衰退，疲倦乏力。

阶段 4：定位

扩散的督夏开始在身体本来就薄弱的地方落脚，比如之前受过伤的部位、做过手术的器官，或者身体其他的脆弱处。所以现在，这个开始在结肠处有多余瓦塔的人，可能会出现排气过多、便秘以及后背疼痛等症状。

阶段 5：显现

如果忽视阶段 4 中的症状，这些症状会在特定的身体部位中不断恶化和扩大。比如，如果恶化的瓦塔移动到脑部，这种失衡可能会显现为恐慌症。

阶段 6：破坏

这个阶段，如果失衡未得到纠正，疾病就会全面爆发。可能是反复的急性发作（如恐慌症、哮喘，或心脏病突发）、慢性疾病（如红斑狼疮、纤维肌痛、心脏病），也可能是所有督夏的彻底毁坏，正如在癌症中所看到的那样。

按照阿育吠陀模式，在阶段 4 或阶段 5 以前，西医不大可能发现异常。而这时，疾病已经播下了种子，并且已经生长有一段时间了。通常，病人会在阶段 3 或阶段 4 的早期去找医生，说自己疲倦乏力、身体不适，全身感觉"不舒服"。西医很难准确地找到疾病的根源，他可能会问几个问题，做几项检查。如果所有的检查结果显示为"正常"，他会迅速将病情写作由病毒引起，甚至可能会开抗抑郁药物或者其他提升情绪的药物。请不要误会，我完全没有责备西医的意思。医生救过我很多次，我小时候体弱多病，长大成人后身体也不好，多亏了西方医学我才走到了今天，不过我得承认西医只能治疗到一定程度。西医的医生就是缺少洞察整体的能力，不过，情况并非总是如此。

20 世纪初期，由于村庄和家庭生活的亲密属性，那时的医生和病人是相互熟识的。医生不仅仅和病人有私交，而且跟他的家人、朋友和邻居也很熟，这就增强了医生治病救人的能力。那时医生总是到病人家里出诊，他们观察病人的生活环境，了解病人的生活中发生了些什么。这种亲密的关系能帮助放大直觉技能，让医生的直觉更强。那时不像今天，医生没有这么多药物，所以他们得略微依靠些常识、同情心、观察力和血缘关系来诊治病人。

　　让我们一起快进到现在。医生受制于医疗保险公司、高额医疗事故保险以及和其他医生共担风险的大型医疗诊所的财务需求，每天都要承受着压力，为大量的病人看病，根本就不可能对病人有深入透彻的了解。试问，医生怎么可能在 15 分钟甚至更短的时间内很好地熟悉病人呢？此外，在医学院，没有人教医生们"同情"，也没有人教他们与病人互动的方法。他们中大部分人只上过一门营养学和生活方式的课程，或许还是选修课。大部分时间，他们学的都是病理学，他们只知道如何诊断和治疗疾病。下面我来分享一个自己的亲身经历。

　　两次治疗甲状腺癌的手术后，再加上放射性碘疗法，我开始感到痛苦不堪：浑身无力、缺乏动力、紧张不安，有头晕、忧虑、恐慌，以及许多其他症状。所有的这些都可能是甲状腺机能减退的征兆。医生让我做了些检查，之后告诉我所有的检查结果都正常，我没有任何问题。当我眼看着症状有增无减，而另外两名医生检查完以后，说我这些症状都是臆想出来的时候，我去找了莱奥纳德·威斯内斯基医生——一个有着草药学、针灸学和整体疗法背景的内分泌专家。威斯内斯基医生走进诊疗室，张开双臂，给了我一个拥抱。好好拥抱我之后，他把病历放在一旁，问："你怎么了？"他专心地聆听我的倾诉，并告诉我："你没有发疯。你正在经受创伤后应激障碍[①]，你现在可能严重营养不良，并且服用了错误的治疗甲状腺的药物。"下面是威斯内斯基医生当时的正确做法：

　　（1）他拥抱我，把我当成一个人，而不单单只是病人。

---

① 　创伤后应激障碍即通常所说的 PTSD，英文全称为 Post-traumatic stress disorder。

（2）他专心地倾听。

（3）他相信我告诉他的事情。

（4）他让我相信我所担心的健康问题是正确的。

（5）他告诉我有办法解决。

（6）他提供的解决方案不只针对我的症状，而是多方面的。

正如《遮罗迦集》中所提到的，医生必须做到那样，威斯内斯基医生走进了病人的心里。患病时，人的恐惧是巨大的。如果医生有同情心，就能够帮助病人驱散恐惧，让症状好转。除了开处方药和用药物干预，医生还要有其他的方法才行。

阿育吠陀医生或疗愈师可能在阶段1时就发现了疾病，远远早于症状显现之前。在阿育吠陀的就诊过程中，疗愈师会给出种种建议，通过改变生活方式、营养摄入、冥想、瑜伽和其他锻炼方式来平衡督夏。通常都会建议采取预防性措施来阻止督夏恶化，而这将抑制疾病的产生。

❀ 创建症状列表

可能出现的症状对应着特定的督夏。比如，瓦塔型人在某些时候会出现排气多、腹胀、便秘、紧张、胡思乱想、焦虑、恐慌、食欲不振、睡不安稳、体重减轻等症状。作为瓦塔型人，这些都是不可避免的。这些症状在健康的瓦塔型人身上很少见，但在不健康的瓦塔型人身上则会频频出现。

皮塔型人多见胃酸过多、胃酸反流、腹泻、痤疮、皮肤发红、荨麻疹、皮疹、溃疡、口舌生疮、食欲旺盛、反胃恶心、易怒、烦躁、没有耐心、爱自我批评或者批评他人。

卡法型人多出现萎靡不振、体重增加、慵懒无力、懒惰等症状，易患轻中度抑郁、水潴留、鼻窦炎、过敏症、气喘、慢性支气管炎及哮喘。

请花几分钟写下你生活中经常出现的症状。如果你不确定，闭上眼睛，回忆童年早期，再浏览你的人生。你会发现自己身上的一些模式，意识到你典型的症状是更加偏向瓦塔、皮塔还是卡法，这会有助于重新平衡自我。

实践

确定你的典型症状

一直以来我的典型症状有：

过去 90 天中我感受到的症状有：

健康清单

阿育吠陀入门

❑ 评估你的身体和精神状况。你感觉自己的健康状况是不好、一般、不错、很好还是非常好？

❑ 完成身心健康类型测试，确定你的阿育吠陀身心类型。

❑ 阅读每种督夏的描述，确定哪种督夏和今天的你最相符。

❑ 创建一张典型症状列表，包括过去以来最常出现的症状。

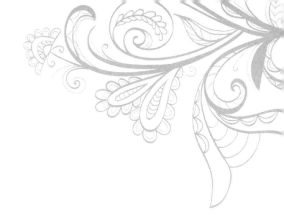

第二章　活出你的达摩，即你的生命目标

chapter 2

你的生命目标就是找到你的使命，然后全身心地去完成它。

——释迦牟尼佛

　　告诫很多读书虎头蛇尾的家伙，我将在这里开始这本书最重要的部分。如果你从这本书里什么都没有学到，请记住一点：你的生命是有目标的。我是怎么知道的呢？因为你在这里，而那个目标在你出生前就写在了你的心中。你的任务就是找到那个目标并实现它。

　　在你懊恼沮丧地将这本书扔到房间的一个角落之前，请耐心地读完这一章。我知道你可能根本不知道生命的目标是什么；或者你可能隐约地感觉到了你的目标，但是尚不知道如何实现它；又或者你可能知道你的生命目标，但是一直停滞不前，不知道是否该去实现或是如何实现它。我们将一起研究上述的每一种情景，帮助你接近并找到你达摩（dharma）的方法。但是首先，让我解释一下为什么达摩如此重要。

❀ 达摩的重要性

一切存在皆有达摩，你身体中的每一个细胞都有达摩。一个红细胞永远不会变成一个脑细胞，就像一棵树永远不会变成一朵花一样。癌细胞的出现是因为正常的细胞"忘记了"他们的目标。

我坚信大多数疾病源于我们没有按照自己的目标生活。当我们与本该做的事情不同步时，我们的身体是能感受到的。短时间里，我们可以无视目标，但身体迟早会提出抗议来引起关注。如果我们倾听了身体发出的声音，痊愈的可能性就很大。如果我们继续对这些征兆置之不理，可能会发生两种情况：要么所患的疾病变成晚期；要么在现代医学的帮助下让疾病暂时好转，可之后还会复发。退休后找到明确目标的老年人，提供了很好的例子，我们可以看到目标感赋予身体力量，让人更加健康。研究表明，有健康问题的老年人，在养育花草或者饲养宠物后会健康起来。下面的事实可能听上去残酷，可是千真万确：如果你没有更高的目标，你会比那些有更高目标的人死得早。

我有一个接受乳腺癌治疗的客户。她是在退休后的第二周被确诊为乳腺癌的。一年来，她做了手术，接受了化疗和放疗。我和她是在她经历了几个月的治疗后相遇的，之后我们每周都会碰面。认识两个月之后，她告诉我，她和妹妹准备开始实行为人类服务的宏大计划。她说话的时候眼睛闪闪发光，她说："癌症让我感受到了很多的善和好。我妹妹和我过去并不亲近，但是现在我们每天都有说不完的话。之前我不知道退休之后要做什么，现在我有了这个计划。"她的癌症很有可能会彻底治愈。因为，和她生活中的其他改变一起，她找到了新的目标。

达摩是内在的驱动力，拉动你的心弦，激励你更加充实地生活。有一个非常出名的人，明确地诠释了为达摩而生，她就是戴安娜·耐德。我是最近在美国国家公共电台听到她的故事的，我为她的顽强、激情和努力所感动。耐德是一名女性，2013 年，在她 64 岁时，在没有鲨鱼笼的情况下，从古巴的哈瓦那游泳横渡至佛罗里达的基韦斯特，全程共计 53 小时。这并非耐德的第一次尝试，而是她 35 年间挑战自我的第五次尝试。她最近一次开始训练是为了 2010 年的 103 英里 [①] 的游泳尝试。当记者问及她行动的原因时，她的回答是："因为我想向所有 60 岁的人证明，实现梦想，永远都来得及。" [②]

你的达摩会驱动你，无论发生什么都要去实现目标。障碍和拖延可能会出现，但是如果你真想实现目标的话，你将会变得势不可挡。

✿ 定义达摩

你可曾站在人生的十字路口，发现虽然已经实现了 些主要的目标，可自己并不开心，有些事情仍须改变？你受过教育、找到了人生的伴侣、有几个孩了、买了车、买了房、还有度假屋，然后，一阵恐慌，并不满地环顾四周问自己："接下来呢？"

---

① 103 英里约合 165.762 千米。
② 戴安娜·耐德（Diana Nyad），《传记》（*Bio*）节目，A&E 电视网络公司（A&E Television Networks），2014 年 12 月 9 日，www.biography.com/people/diana-nyad-21329683#synopsis。

生活中，我们经常问自己："我为什么在这儿？""我该做些什么？"或者"接下来该干什么呢？"我们问这些问题时大多与职业生涯、教育选择或者生命目标有关，而这些问题通常与达成目标和成就时我们所期待的经济回报相关。不幸的是，我们中的大多数人一提到达摩或者目标，想到的就是惊天动地的效果，比如成为电影明星或者赛场英雄，但其实真的不需要那么宏伟壮阔。

按照印度的传统，"达摩"这个词，尽管不那么容易翻译，但还是可以理解为一种"正当的职责"或者"良性的道路"。比如，鸟的达摩是飞翔，奶牛的达摩是产奶，蜜蜂的达摩是采蜜，你的职责就是按照你的达摩生活。如果你这么做了，就会和谐融洽地与自然宇宙共处。

与天地万物和谐统一，你会感到生命的顺畅，你会感到轻松地顺流而下，而非吃力地逆流而上。我们所有人在生活中都经历过"随大流"或"按照目标生活"的时期。回想当你第一次坠入爱河并收获爱情的时候，你会好几个星期，甚至好几个月，一直飘飘欲仙。时间变得无关紧要，天气的好坏也没有关系，就连有人骂你都无所谓。因为你恋爱了，哪怕整个世界在你面前坍塌都不要紧，只要你和你的爱人在一起就好。爱是每个人的达摩。恋爱时，你有了目标。那么是不是意味着我们要每天带着心和爱神丘比特走来走去？开始可能很有意思，但是过一段时间可能就变得无聊了。我们都知道坠入情网的感觉通常不会持续到永远，不过那就是我们追求的。

你可能还经历过其他顺畅的时刻，比如赛季总决赛进了决胜的一球，烘焙出完美的蛋糕，第一次凝视自己孩子的眼睛，或者在合唱时做领唱等，这就是心理学家亚伯拉罕·马斯洛（Abraham Maslow）在他的《信仰、价值和高峰体验》（*Religions, Values, and Peak-Experiences*）中所指的"高峰体验"。高峰体验是指时间静止，你完全活在当下，无论做什么都毫不费力。你感到幸福安逸，认为一切恰到好处。

　　你生命中可能有很多目标，你的目标可能随着时间的推移而改变或者以你从未没想过的方式演变。达摩不一定非要伟大才有意义。按照达摩生活可能是抚养孩子、做一名银行柜员、建造房屋，或者清理垃圾。如果你的工作毫不费力，你热爱你做的事情，你在为人类服务，那么你就是在按照达摩生活。其他表明你遵循达摩的标志有：你感到身体很轻盈，早上醒来的时候感到快乐或幸福，你感到时间过得很快。我相信你一定听过那句话："快乐的时光总是过得飞快。"当你按照达摩生活，你工作起来也很快乐。看看玩耍的孩子们，你可能会注意到当妈妈试着带孩子离开一个高度创造性的游戏时，孩子会抗议，他正处在达摩中。玛丽亚·蒙台梭利（Maria Montessori）——一名意大利女医生、蒙台梭利教育创始人，曾说过："玩耍就是孩子的工作。"关于在达摩中生活，我们可以从孩子们身上学到很多。

　　我们生活在一个过于进取的时代。我们接受的教育是，要想成功，必须得高分、会乐器、擅长运动、做社团或协会的主席、上顶尖的大学、在 500 强企业里拿高薪、买大房子，还要开豪车……这个清单可以一直列下去。我生活在弗吉尼亚北部，这里竞争激烈，尤其在孩子们之间。我们这儿有所高中，因其卓越的科学技术教学而闻名。这是一所公立学校，但是学生必须申请入学。2011 年，就有超过 3000 名学生申请竞争 480 个新生名额。

　　我听一个小姑娘说，即便她平均成绩很高，即使获得过数学和科学奖也没有用，她还是没被录取。这个孩子才 14 岁，她因为没能进入这所具有竞争力的高中而伤心欲绝。她说，她在他们中学算是个数学高手，众人皆知。那么，她的数学能力会因为没有被这所学校录取而变差吗？她不能进入这所好学校，是不是就不能按照她的达摩生活呢？我不这么认为。但是，如果她将自己热爱数学的宿命寄托在他人身上，比如，完全放弃数学学习，她将不会在达摩中。不是所有人都适合我所描述的西方模式的成功，这不是重点，我们只是沉浸在相信这种成功很重要的信念里。这种信念带来的不幸的后果就是，那些不适应西方成功模式的人通常被看成失败者。

最近跟我学冥想的一位退休的女士告诉我，和她生活了22年的丈夫认为她是个失败者。因为对于她丈夫来说，她过着"卑微的生活"。为了表明她的观点，她说："我养大了两个儿子，他们让我觉得很骄傲。我是一家大公司的经理，我照顾丈夫和整个家。他怎么能说我过的生活'卑微'呢？"她的悲伤和沮丧是社会的恶疾造成的，是社会对成功的定义所带来的弊病造成的。

✹ 寻找属于自己的达摩

回想一下当你还是个7岁孩子时的生活。想想当时你爱做的事，想想你那时的梦想，再想一想那时你说的长大以后要做的事。这是个很好的用来回忆的年纪，因为它早于不久之后的许多社会制约，又是一个我们大多数人能记得的年纪。不幸的是，到了这个年纪，你身边的大人可能会让你尝到一点儿"现实"的味道。如果你说自己的兴趣是成为一个画家，爸爸可能会说："好啊，听着不错，不过找份能支付生活费的工作怎么样？"达摩有可能会瞬间破碎。难道你没听过这样的说法吗，"让我们现实一点儿""做点靠谱的事""找份能付账单的工作"，或者"如果我当初追逐我的体育梦，我们能住在今天这样的房子里吗"？所以，作为一个充分信任父母建议的7岁孩子，你抛开了梦想，去学习更加"实际"的东西，但可能你仍然感到内心有股力量，拽着你成为画家、舞者或者水管工。嘿，我可不是建议你辞职去做个全职的消防志愿者，如果那是你的梦想的话。除非你很有钱，否则做出改变可能对你和你的家人起不到什么作用。我的建议是，通过问自己一些问题，开始寻找你的达摩。

实

践

找到达摩

花几分钟时间，根据提示填写下面的清单。坦诚面对自己，不要有所保留。假装自己又成了小孩，或者在另一个王国，一个没有限制的地方。如果一种渴望或主题不断出现，务必把它写下来。

1. 我喜欢：

2. 我的天赋有：

3. 只要做以下的事情，我就会忘了时间：

4. 我能花一整天做的事情（8小时或以上），不会觉得无聊也不会觉得累：

5. 如果我辞职了，我会：

6. 我酷爱：

7. 我一直想学更多关于：

8. 退休之后，我想：

9. 如果不考虑钱的话，我会：

实
践

10. 为别人服务，我喜欢做：

现在重读你的答案，圈出反复出现的主题。比如，如果你的回答有："我喜欢购物，购物时我会忘了时间。""如果我辞职了，我会整天逛街。"以及"如果不考虑钱的话，我想拥有一间衣橱，里面全是时尚的衣服。"那么，"购物"对于你来说就是反复出现的主题。

一旦你圈出反复出现的主题，将出现次数最多的两个写在下面留出的空白处，再加点想象进去。如果你能用这两条高频主题创造出完美的工作，会是什么呢？每一个写一段话，详尽地描述这个工作可能涉及的方方面面：你每天想什么时候工作，想工作几小时，工资是多少，工作地点在哪里（城市、国家，或者具体哪家公司），你的职业描述和哪种职业接近。不要间断或者修改错别字，自由自在地写就好。

主题 1：

主题 2：

如果已经完成了这份清单，那么留意当你创造梦想职业时的感觉，留意身体的感觉。写的时候你是不是在微笑？在某一刻，你有没有对自己说"我真应该这么做"？为你自己开始探索达摩而感到高兴吧，你已经出发了！

一丝现实：当怀疑开始蔓延

克服社会习惯的制约并不容易。在现实生活中，我们的确有账单要支付，要养家糊口，要照顾孩子等。或许，你原本就心存疑虑，但是当时你还小，好心的长辈切断你的梦想时，你便信以为真，从此不敢再有梦想。如果在创造完美工作的作业中，你的确开始了解你的达摩，你内心可能会有点儿伤感，因为现在你还不知道如何让它变为现实。或者，如果你仍然不知道自己擅长什么，不知道自己的热情在哪里或者天赋是什么，你可能就只剩下沮丧和愤怒了。

我仍然不知道我的达摩

坦诚面对自己是寻找达摩的良好开始。如果在完成完美工作的清单之后，你没有看到自己的天赋或热情所在，那么你需要在不同的情境下审视自己。每当你注意到一本书、一个电视节目，或是和什么人交谈能够激发你的兴趣时，观察你内心发出的信号。你是不是微笑着、感到兴奋、好奇地想了解更多？这个话题有没有让你想到比自己更重要的事？真正的达摩会让你超越自己，给他人带来更美好、更光明、更快乐或者更丰富的生活。这并不意味着你不能从工作中得到乐趣，而是你的快乐并非高于一切。达摩通常会把你带到他人身边而不是将你孤立起来。它会鼓励你，让你意识到我们每个人都是彼此相连的。要时刻提醒自己，你将要探索的是生命的目标，你隐藏着的天赋迟早会显露出来的。

我知道我的达摩，但我不知道怎么实现它

如果你认识到自己的达摩，但是找不到方法去实现它，那么，或许梵语达摩的直译会对你有所帮助。达摩，翻译过来就是"一个人正当的职责或良性的道路"。你有一种使命，或者说有责任让达摩成为现实。地球上除了人类，没有生物会去怀疑自己的达摩。你能想象，一头狮子某天忽然决定变成素食主义者，然后这头狮子骄傲地鼓励其他狮子停止捕猎吗？狮子的达摩就是食肉的，正因它吃肉和捕猎，才平衡了生态系统。

我们假设，你发现了自己真正的达摩是深海潜水以及教别人深海潜水。但是你和妻子生活在俄亥俄州，有三个孩子、两条狗，你们住在殖民地风格的房子中，还有一大笔按揭贷款。你可能会问，怎么可以不负责任地想要按照达摩去生活呢？

答案就是换一种方式去思考。或许你可以将所有的假期凑到一起，用额外的存款，找一个能深海潜水的地方，每年带着全家度一次为期3～4周的假。或者你可以找一处理想的潜水地，在那里投资一处房产，这样退休之后你就能住在那里。更好的解决方法可能是，你在海边成立一个自己的公司，每年带几个团、做几次潜水观光。你可以作为导游和组织者带领游客，并在这个过程中获得收入。这其中存在着无限的可能性。在你忠诚地履行其他职责和义务时，你也要为自己和这个世界的其他人活出你生命的目的。

我的达摩很清楚，但是我仍然不能冒险尝试

知道了自己的达摩是很令人振奋的，但是知道了也不意味着你就无所畏惧了。这可能是你这辈子第一次尊重自己真正的天性。事实上这非常可怕，因为改变是困难的，很多人就到此为止了。承认这一切之后你要继续进行下去。为了能按照生命的目标生活，在一段时间里，你将过得没有那么舒服。

2006年，我已经寻找自己的达摩多年了，也已经找到了达摩的踪迹。比如，我知道，写作是我小时候的一个目标。2001年，就在

"9·11事件"之后，我很幸运地接到了创作一本书的工作。在那之后，我写了两本小说，还有一些儿童读物。我甚至花了一年的时间写信给出版经纪人和出版社，可都杳无音信。于是，我继续寻找。在一次偶然的活动中，我被指引着教人瑜伽、阿育吠陀和冥想。但是，我要强调一下，这一切并不容易，从来都不容易。在我做出决定的两年后，也就是2006年，为了继续走这条路，我离了婚，和我的三个孩子、两只猫一起，从法国搬回了弗吉尼亚，那时我没有工作和事业。我决定开始阿育吠陀业务之前从来没有过任何商业经验，我身边的每个人都认为我疯了。当没有固定收入，当业务在其他方面陷入困难时，我甚至开始怀疑自己。但内心深处，我深信这是我的道路。

请不要误解，知道并不意味着没有自我怀疑和半信半疑的阶段。当产生怀疑时，走进自己的心里看一看。花上一天时间，看看内心深处的自己，去寻找真相。除了你自己，没人知道关于你的真相。按照那个真相生活，并信任它。如果你追寻达摩的方式没有奏效，那么就换一个方向。但是我不得不一再强调，你必须要冒些险去尝试。你肯定不愿意在生命快到尽头的时候对自己说："真希望我能……"或者"我真应该……"。

❀ 意向与愿望：创造你的生命目标

想要获得清晰的达摩，其中一种方法就是列出你的意向与愿望清单。这与设定目标有些许不同，因为妥协是其中的一部分。通常，当我们设定目标却没有达成，或者目标没有按照计划进行的时候，我们会失望、沮丧或者愤怒。确定意向时，我们用语言、形象和意图来承认愿望，但是我们相信结果会按照正常的计划得以实现。我理解这并非易事，特别是在美国，"承认不能完全掌控结果"这件事从来没人教过我们。在基督教、犹太教或者伊斯兰教的环境下成长，其中一件有趣的事情就是，独神信仰教导信徒们妥协的原则，就像那句"放手吧，交给上帝"表达的一样。然而，文化的熏陶推翻了这种概念，至少在美国，我们将实现美国梦变成目标导向和驱动。即使你不信仰上帝或者一个更高的存在，如果坐下来观察大自然一段时间，你会发现一部完美的宇宙能量管弦乐，这里有更强大的东西在起作用。观察一群鸟在天空中翱翔，它们严谨精确地形成编队。人类飞行员试着做同样的事情则需要多年的训练，但是鸟儿做起来却毫不费力。

观察树木，为了存活，冬天时它们变得像是死木一般，春天时却发芽开花。我们也是大自然的一部分，是宇宙完美管弦乐的一部分，我们和指挥之间失去了方向和联系。在第四章，我们会讨论再次接通你本能的方法，一种同样在蝴蝶、树木和植物身上存在的本能。

现在，为了扩展对达摩的认识，设定意向并列出你的愿望这一步至关重要。你究竟渴望着什么？愿望并没有错，不应该因羞愧或者不自信而扼杀它们。比起其他一些愿望，有些愿望服务于更高的目标，因为你的意识在不断地发展和提高，你的愿望也是如此。

愿望可以是任何能想到的价值观，比如感恩、诚实、正直、爱、宽恕和信任。天地万物需要平衡与和谐，因此任何从总体上与宇宙的幸福安宁不和谐的愿望都不可能显现出来。所以，如果你在清单中写下：我想我婆婆被汽车撞死，你就没有遵守宇宙中爱的法则。即便你的愿望实现了，你也只会给自己的生命带来负面的业力——这可不会是你想达成的。

愿望不必非得无私，只要包含上文中列举的价值观就可以。比如说，你想要一辆宝马敞篷车。如果你通过辛勤的劳动正当地获得这辆车，整个过程心中都有爱和感恩，你的愿望将会为你的生命带来正能量，并让宇宙保持和谐。但是，如果你得到了车，开着它去卖毒品或者鲁莽地在高速公路上行驶，不顾他人生命的安危，那么你就是在实现愿望时，制造宇宙的不平衡。

写下一个意向，假设你所渴望的目标已经在这儿了——的确如此，只是你还没有找到看到它的方法而已。假设你梦想的工作年薪10万，每年有4周的带薪假期，每周允许你在家工作2天，上下班距离不超过5英里（约8千米）。这样的工作肯定存在，但你需要设定好意向，确信它将在你生命中适当的时候出现。

明确你的渴望。这里的意思是尽量具体但不是一成不变。如果太过模糊，你就不能认清必须走的方向；如果太过死板，你会排除掉那些你现在还不能看清的可能性。不是"我想要个新房子"，而是给出具体的细节。比如，"我想要一套新房子，有四间卧室、两个浴室、一个阳光明媚的厨房、一个完好的地下室，坐落在一条安静的街道上，街尾是个独头巷道"。

冲着你选择的方向采取行动。一旦你写下想法和意向，不要只是闲待着，等着天上掉馅饼。接着用房子的例子，你可以做一些研究，联系房地产经纪人，参观合乎你要求的房子，理顺你的财务状况，获得抵押贷款的预先批准。在这个过程中，你要相信宇宙真的会处理好细节。

要以开放的心态接受意想不到的事情，不要戴着有色眼镜看事物。通常当我们设定了一个目标，脑海中会呈现出我们希望它如何实现的某个画面，我们甚至会预见实现目标的途径。在意向显现的过程中，形象化是一个非常好的工具，但要时刻留心意料之外的机会。如果我们总是低着头走自己的路，就看不到眼前不同的开放道路。把每一通电话、每一封邮件、每一次会面或者每一次谈话，都当成实现你愿望的一种可能，即便事情并没有按照你所想的那样进行。事实上，你永远不会准确地知道达成目标的过程会是怎样发展的。比如，如果你的车在高速公路上抛锚了，你不得不在修车行等上一整天，直到车修好。这时，你可能有机会在休息室遇到一个能实现你的愿望的人。

我有个习惯，保留一份我的愿望清单和一份已经实现了的愿望清单。当一个愿望达成，我就会把它移到另一张清单上，并且附上简短的文字，说明它是如何实现的。这是我的一份备忘录，虽然我并不总是知道愿望是如何实现的，但是它确实实现了。带着感恩对待你所拥有的，这样有助于吸引你所渴望的事物来到你的生活中。每个清晨都要对你生命中所拥有的一切说声谢谢。

实践

意向与愿望清单

开始着手列出你的十大意向和愿望，你的愿望可以包含生活的方方面面。当你的愿望达成时，创建一张"梦想成真"清单，写下你生活中实现了的愿望，并说明是如何实现、何时实现的。

达　摩

❏ 完成探索自身达摩的实践。

❏ 围绕你的热情，找到你生命中不断重复的主题。

❏ 用一周的时间，找寻让你欣喜若狂或者能激起你内心火花的线索。

❏ 创建你的"意向与愿望清单"。多复印几份，将一份带在身边，再将其中一份放在你每天能看见的地方，在你冥想的地方也放一份。每天阅读这份清单。

❏ 向自己承诺，去发现、去执行或者去计划一件让自己能够离达摩越来越近的事情。

❏ 着手创建一份"梦想成真"清单，随着愿望逐渐变成现实，你将开始见证不可思议的魔力在你面前一点一点展开。

健
康
清
单

第三章
chapter 3 ....

健康的身体

让食物成为良药，让良药成为食物。

——希波克拉底

通常想到健康，我们主要集中在肉体上。从身体开始，是一个很好的起点，因为我们每天做的很多事情，要么有益健康，要么有害健康。阿育吠陀给了我们很多工具来平衡我们的身体，包括饮食、生活习惯和运动计划。

✿ 药食同源

"人如其食"这话虽是老生常谈，但在当今世界，这句老话比往任何时候都要真实。我们吃的东西越来越多是人造的、转基因的、含有化学添加剂的，这根本不健康。即使可能看上去有各种各样的选择，实际上无非就是几种配料出现在不同的食品中。所以，你应该吃什么来保持最佳的健康状况呢？

首先，我想让你想一些事实和自己与生俱来的倾向与喜好，这将让你和直觉的本性相联系。事实一：为了活着，我们需要吃饭；事实二：我们的祖先，生活在工业革命之前，需要依靠狩猎、采集、种植和储存食物生存；事实三：为了生存，人类的身体渐渐固化，暴饮暴食或者"溜溜球节食"[①]都将导致体重增加。

在后工业化时代，加工食品和化学合成食品变得十分普遍。由于高明巧妙的广告，很多人甚至搞不清健康食品和加工食品之间的区别。如果有人声称一种麦片能降低胆固醇，还有美国心脏协会（American Heart Association，简称 AHA）的证明，我们为什么要去怀疑呢？如果一家酸奶公司声称他们的酸奶含有 5 克纤维，正好你的医生说你必须多多摄入纤维，为什么不买那种酸奶呢？我们需要了解一件事，那就是广告商只会讲部分的实话。食品生产商和经销商们是拥有数十亿美元资产的大公司，如果你对他们的说法不买账，说明他们的广告团队工作没做好。2010 年，卡夫食品的净收入为492 亿美元。相比之下，小型有机食品企业，比如地平线有机奶业（Horizon Organic Dairy），其净收入约为 5000 万到 1 亿美元。想想这些大食品公司在我们日常生活中的宣传力度和曝光率，我们愿意相信他们的说法，也就不足为奇了。

---

① 溜溜球节食（Yo-yo Dieting），是指一些人不时通过节食来减重，但停止节食后体重出现反弹，继而出现体重反复上升、下降的情况，这种情况也称为体重循环。

数百万年来，人类都是从土地中获得食物的。在过去的一百年左右的时间里，人们是有什么吃什么。你知道这里面的差别吗？为了获得理想的健康状况，我们需要回归到从土地中获取食物的状态，因为这是我们与生俱来的生活方式。生物进化要经过许多代人，而不是一两代人就能完成。我们把化学合成的食物和饮料灌入体内，就是在试图迫使生物进化在一代中完成，我们的身体在抗议。根据世界卫生组织的报告，到 2020 年，全球癌症发病率会增长 50%，新增病例 1500万。① 同时，美国疾病控制与预防中心的调查表明，在美国，肥胖症是第二大可预防的死因。②

糟糕的饮食不仅会让我们付出生命的代价，还会耗费我们的资源。2 型糖尿病，一种完全可预防的糖尿病类型，每年从医疗保险系统中消耗 631.4 亿美元，这个数字还不包括误工费、找医生看病的花销和家庭的损失。除此之外的可预防疾病有高血压和心脏病，再就是骨关节炎和胆囊疾病。

好消息是，你可以对以上疾病采取行动。转变认识、改变习惯，你就能掌控自己的健康和生活。很多人仅仅对健康的生活方式浅尝辄止，以为这样就为应对癌症或者其他悄然出现的疾病做好了充分准备，但是大多数疾病都不是"突然冒出来的"。疾病是几年甚至几十年不断累积的结果。阿育吠陀医学指出，95% 的疾病可以通过规律、适当的生活方式彻底杜绝，其中包括良好的饮食、冥想、运动以及养生。这

---

① "到 2020 年，全球癌症发病率预计将增长 50%，全球每年新增患者 1500 万人"，世界卫生组织（World Health Organization），2003 年 4 月 3 日，www.who.int/mediacentre/news/releases/2003/pr27/en/。
② 《超重和肥胖：数据和统计》（Overweight and Obesity:Data and Statistics），美国疾病控制与预防中心，最后更新于 2014 年 9 月，www.cdc.gov/obesity/data/index/html。

是件好事，因为你能够控制，控制意味着你要对自己的健康负起责任。将自己的健康交给医生、药物、其他的保健医生或者命运，意味着你对日后更大的健康隐患敞开大门。提及健康时，对抗疗法啊，草药啊，对了，还有祈祷，都会占有一席之地，但是这些都不是预防疾病的方式，而仅仅是缠在伤口处的绷带而已。

我在这里需要强调的是，要对自己的每一天负起真正的责任，从现在开始，从今天开始。你拿起这本书是有原因的，这就是理由。说到负责，你不能因为自己身体难受或者有病而去责怪其他的人或者事物。我理解你可能很不情愿负全责，因为这么做需要努力和极大的勇气。以下是我在工作中听到的一些借口：

· 我没有时间。

· 我没有钱。

· 我没有动力。

· 我的伴侣、室友、父母在家存放的都是不健康的食品，所以我吃得不健康。

· 我生活在偏远地区，周围没有健康食品店。

· 我很懒。

· 我得照顾别人，没时间照顾自己。

· 一天下来，我太累了。

我会逐个分析每一个借口并向你证明，不管你有怎样的借口，都必须对自己的健康负责。

我没有时间

每个人的一天都是 24 小时，为什么有些人能做更多事，而有些人却觉得时间不够用？时间都去哪儿了？花在买菜、做饭上，还是运动上？让我来问问你：你花了多长时间看电视、上网、发信息、做别人能帮你做的事？你能少花点时间在这些事情上，而多花点时间照顾自己的健康吗？

有办法把家人和友人一起纳入你健康的生活方式中来。让你的孩子和你一起计划三餐、做饭、洗碗。和你的另一半晚上约会时，一起做顿健康的晚餐。一边看你喜欢的电视节目，一边在跑步机上锻炼。慢跑时叫上你最好的朋友。把其他事情融合在运动和下厨中，会为你节省时间。

我没有钱

当你生病需要在家休息时，或者当你需要化疗或手术时，你有钱休假吗？你有钱支付看病、开药的医疗费吗？你有钱买回永远逝去的家庭时光吗？此外，说没钱是个鬼话，我们总要吃东西吧。只要计划好，甚至可以省钱，因为你不需要吃一大堆空热量①的零食，你应该吃得好而精。如果你只吃身体必需的，就不会在吃饭上花冤枉钱，每周就不用买太多食物。事实上，健康的生活方式是一种投资。这比你买房、买车、买衣服、买电子产品和养老保险更有价值。

没有健康，你有什么？说真的，回答这个问题：没有了健康你还有什么？答案是：什么都没有。短时间内，你可能有家人和朋友，但是他们要继续他们的生活。如果看到你不好好照顾自己，他们会怨恨

---

① 空热量（Empty calories），这里的"空"是没有或不包含的意思。空热量食品指的是高热量且缺乏基本维生素、矿物质和蛋白质的食品，这类食品中含有大量的糖和甜味剂或者脂肪，如：快餐、蛋黄酱、爆米花等。

你利用了他们的善良。如果失去了健康,你还能继续工作、坚持爱好并参加社交活动吗?如果失去了健康,你能做志愿者服务社区吗?如果你病得什么都干不了,那么你是否拥有房子、汽车、电子产品或者精美的衣服就都无关紧要了。听上去是不是很痛苦?是啊,的确痛苦,因为这就是事实。因此必须投资健康,你输不起的。

我没有动力

真希望看完第二个借口的分析后,你有了积极性。但是,如果你还没有动力,那么现在想想你为什么活在地球上,并一一列举出来。如果那些理由仍不足以激励你,再写些别的原因。你将要做出的是信念上的转变,相信身体是一座庙宇,里面安放着你的灵魂。你生命中所亲近的一切,都只能通过感觉,经由身体去感受。没有身体,你就无法体会地球上的生活。

因此,身体是神圣的。它不是一个可以任意倾倒一堆不顾来源的卡路里的地方。它是每天都要庆祝的奇迹。如果你知道身体的奇迹,每一天你都会惊叹不已。60万亿~90万亿个细胞每时每刻齐心协力地让你保持健康,我们不常生病就是个奇迹。在用馅饼、薯片、放了三天的比萨饼和汽水残忍地对待身体之后,我们竟然还因为身体感染了流感或风寒而痛斥它的不是。想想看,你的身体会生气地反驳:"喂,我用你给我的资源,在这儿尽着最大的努力呢。"

我的伴侣、室友、父母在家存放的都是不健康的食品,所以我吃得不健康

这个借口引出了对自己健康负责的问题。除了你的孩子,你无法为他人的健康负责。就算是你的孩子，他们最终也要为自己的健康负责，因为你不可能一天 24 小时地和他们在一起。有的时候你无法控制家里、单位或者社交聚会上的食物。但是，你可以把控每次放进嘴里什么东西。如果是别人做饭，你可以要求由你来做，或者教他（或她）运用你在本章中学到的新准则。记住，一切都在你的掌握之中。这是你的身体，你的生活。不过，当你进行转变时，请善待你生活中的人。想一想，你自己花了多长时间才走到这一步的。让其他人和你一起的最好方式，不仅是对所学的事情热情，还要让他人看到这些健康做法为你的身体、精神和活力水平所带来的成果。

我生活在偏远地区，周围没有健康食品店

我完全理解其中的困难。外出旅行时，有时我就很难找到有机农产品和健康食品，这点很让人失望。随着人们对健康饮食越来越感兴趣，偏远地区对健康食品的需求也将不断增长，并且现在已经在增长了。这是供给和需求的基本原则，当越来越多的消费者需要有机种植、非转基因的农产品时，就会有越来越多的生产者提供这类产品。但是与此同时，消费者必须停止购买垃圾食品，好让这些企业看到收入的下降，思考哪里出了问题。让金钱来说话，这是让消费者获得权利，决定货架上摆放什么产品的唯一方式。

住在偏远地区，是有一些优势的。你吸入的空气可能比城市或郊区更好；你有更大的空间散步和慢跑；你可能有机会接触到农夫市集或者贩卖新鲜农产品的路边摊；你可能有地方开始种植自己的有机菜。所以，要看到好的一面。如果你担心的是其他的一些产品，比如有机

谷物、麦片、坚果和肉类，那么你就需要做点功课。好市多①里就有许多有机产品销售，包括橄榄油、糙米和牛奶。即使离你最近的好市多也要一两个小时车程，你也可以储存一些干燥、必需的食物，足够你用上一段时间。网上店铺可能是另一个渠道。如果你做饮食计划，知道使用最多的是什么食材，你可能发现有必要订购，这样每个月只要付一两次运费就可以了。我希望正在发生的这些转变，在未来我们开始改变市场的时候，出现在全世界。

我很懒

你很懒，这没有什么好奇怪的。但如果你一直往身体里装的都是它不需要的东西，你怎么能指望它正常地运转呢？你能为了节省时间和金钱而往汽车里加食用油吗？懒惰是久坐不动这种生活方式的副产品，是你感受到的一种症状，而不是你的天性。遵循阿育吠陀的生活方式，包括这里为你概括的饮食准则，坚持 21 天，到时候看看懒惰还是不是问题。我向你发出挑战！

我得照顾别人，没时间照顾自己

将这个想法变成："在照顾其他人之前我必须先照顾好自己。"把这句话抄下来，贴在你能看见的所有地方，比如浴室的镜子上、床头上、汽车的仪表盘上、电脑屏幕边上等。如果坐过飞机就知道，空乘人员会告诉你，万一客舱失压，你要自己先戴好氧气面罩再去帮助他人。还需要我多说吗？很可惜，妈妈们最常使用这个借口。我完全

---

① 好市多（Costco Wholesale），是美国及全世界销售量最大的连锁会员制的仓储批发卖场。

能体会这种感受，因为我也是其中一员。当我花时间运动、烹饪健康饭菜或者冥想的时候，我时常因为不能陪伴孩子或者爱人而感到内疚（现在仍然如此）。但是，让我这么和你说吧，如果你是一个母亲，没有什么送给孩子的礼物，能比你以身作则、言传身教更好、更完美的了，健康是排在首位的头等大事。孩子们可能不听你的话，但是他们会跟你学。

一天下来，我太累了

如果是这样的话，用运动开启你的一天。在清晨切蔬菜，把素食辣椒或者汤羹放入慢炖锅里。你不必把所有事情都放在傍晚。只要计划好，你就能在白天挤出时间运动。

我总是会问我的阿育吠陀客户，他们的公司是否会给他们午休时间，答案通常是肯定的。我的下一个问题是："你会午休吗？"大部分人给出的答案都是不会。然后我会接着问："如果你午休了，还会觉得累吗？"答案则是不会累。接着我说："那么，你会把你一小时的午休时间用来散步、慢跑或者去健身房，然后像你平时那样在办公桌边吃午饭吗？"有人说会，有人说"可以，但是……"。"可以，但是……"的说法有："可以，但是我会满身大汗的""可以，但是如果我这么做别人可能会觉得我怪怪的"，或者类似的说法。我对这些"但是"的回答是：在这项运动中做个带头人，叫上你的同事和你一起散步。没有合适的地方没关系，就在停车场里走。组一个午间步行俱乐部，叫上你的老板，建议开一个边走边谈的户外会议，之后在洗手间做一个擦浴。谁会在乎你身上有点儿汗？你可以在公司放些除臭剂。总而言之，有无限的可能。只要有心，就肯定能找到办法。

✿ 阿育吠陀最佳营养计划

在阿育吠陀的生活方式中，营养方面有一些不变的规则。总体上，其中大部分的健康饮食规则都体现着常识性的方法。在我教授阿育吠陀生活方式课程时，我强调9∶1法则。有意思的是，在每天的饮食中，你可以执行营养指南的90%，剩余的10%可以灵活掌握。刚开始的时候，这些指南可能看上去很严格或很极端，但是比起主流社会中的很多减肥计划，反而没有那么过激，这些指南中没有排除任何主要的食物种类。一旦你把这些规则融入日常生活，你将很难回到之前的饮食方式，因为你的身体会感觉非常棒，而你不想失去那种感觉。这些指南是为了指导你回归健康，而不是让你发疯的。印度哲学中有句名言是这么说的："无穷的适应性是不朽的关键所在。"所以，在应用指南时，时刻牢记：偶尔的偏离没有关系，甚至还可能有益于健康。因为这样的机动性会让你更好地享受生活。所以，去吃奶奶做的肉馅饼吧，或者去你最爱的冰淇淋店喝杯奶昔吧。不过，这么做的时候要保持警觉，不要太过分，别忘了9∶1法则。

✿ 阿育吠陀生活方式之饮食计划十二法

每餐都吃新鲜烹煮的食物

我知道这条法则可能会让你感到混乱。美国人做饭侧重利用剩余的饭菜，或者提前把饭菜做好冷冻起来。如果你来自其他不同文化的国度，"每餐只吃新鲜烹煮的食物"这个概念可能看上去就不会如此陌生。

当我们想调养自己的身体时，必须从各个方面来考虑如何获取最佳的营养。只有组成我们身体的细胞健康了，我们才会健康。所以我们需要为身体提供食物，保证每一口食物都富含营养。我要说明一下，我们现在不是要谈论卡路里的问题。我们一直太过在意卡路里数值，而忽略了本应该重视的卡路里质量。为了培养健康的细胞，我们的身体必须从摄入的食物中提取营养，从中获得植物型营养素、维生素、矿物质、氨基酸等。食物越新鲜，所含的营养素也就越丰富。食物经采摘或者煮熟后，更糟的是经过加工之后，就会开始分解和流失营养价值。我的经验是：吃24小时之内烹煮的食物。这需要你每次做的量少，次数多。不过，某些咖喱和腌制沙拉除外。总之，新鲜的食物更健康些。

尽可能选择有机或者本地种植的农产品和粮食

今天，有机的水果、蔬菜、谷物，甚至肉类，在大多数的食品店和超市中都能买到。阿育吠陀营养学的一个重要组成部分就是最大限度地减少进入身体的毒素，让营养最大化。有机种植的食物不使用合成农药（包括除草剂）和化肥，是非转基因的，因而含有较高的抗氧化物质和植物营养素，毒素较少。此外，通过避免有害的化学物质进入土壤和水体，有机种植会让我们的地球更加环保。总的来说，有机食物也更好吃。

如果买不到有机农产品，退而求其次的最好选择就是常规种植的当地农产品。去农夫市集看看，和农民们聊一聊，问问他们哪些农作物使用了杀虫剂和化肥。许多农民都会告诉你，自家的农场是"不撒药"的，只是对于小农场来说，美国农业部的有机认证太贵了，拿不起。当然，这并不是说当地农民做得都是有机种植，但却是买不到有机食物时的一个较好选择。另一个购买选择是成为有机农场会员，这样每周你都能收到新鲜的农产品。

只选择有机草饲动物的乳制品、蛋类、禽类和肉类

养殖场除了可能会给动物吃撒过农药的作物和转基因的种子以外，还有可能会喂给它们生长激素和抗生素，以加速生长，保持活力。也有可能会给奶牛注射一种转基因激素，即重组牛生长激素①，来增加产奶量。本来大部分应该吃青草和三叶草的奶牛，现在吃的都是以谷物为主的饲料。除非自己养牛，否则确保你获得最好的乳制品的方式，可能就是选择草饲奶牛产的乳制品。我发现最好的乳制品生产线是"自然的本质"（Natural by Nature）。如果你吃牛肉，可以在有机市场中买到草饲牛肉。

选择有机鸡蛋时，确保是经过有机认证的，尽量选择更多人知道的品牌。注意商标上类似"天然""农场饲养"和"放养"等字样，这些词可能很诱人，不过，在有机种植和可持续发展方面，这些词并不能对农民的做法负责。

每餐都要吃全六种味道，即甜、酸、咸、苦、辣和涩

阿育吠陀认为，食物是由六种味道组成的：甜、酸、咸、苦、辣和涩。任何特定的食物都有主要味道或者说基准味道，它还可能有第二层甚至第三层味道，肉类就是很好的例子。肉的基准味道是甜的，

---

① 重组牛生长激素（rBGH），美国孟山都公司的专利。人工注射 rBGH，并不能让奶牛直接产奶，但可以在奶牛产下小牛之后，控制奶牛产奶下降的速度，延长奶牛的哺乳期。这项技术的直接后果就是使牛奶中的雌激素含量激增。

但它的第二层味道则是咸的。阿育吠陀认为，要想获得最佳的营养，我们必须每餐都吃全六种味道，最大程度减少偏好，同时避免暴饮暴食。一旦你学会将六种味道融入每一餐中，你会发现饥饿感的波峰波谷趋于平坦，保持稳定。

在音频材料《奇妙的心灵，神奇的身体》（*Magical Mind, Magical Body*）中，迪帕克·乔普拉博士指出，森林中的动物对于"食物金字塔说"或者维生素及矿物质的摄入建议一无所知，但他们并没有营养缺乏症，唯一出现营养缺乏症的物种就是人类。之所以这样，是因为我们与身体的内在智慧失去了联系。当我们开始复原并与身体的需求相调和时，才会开始确切地知道身体的需要。你有没有过吃完饭后感到不满足？总感觉缺点什么，但是又不知道哪里不对劲。通过每餐吃全六种味道，你就能基本满足身体对特定营养的需求，这样就不大可能会暴饮暴食或者吃不健康的食物。这是阿育吠陀独特的概念，能真正帮助你降低偏好并最终断瘾。

甜：第一种味道是甜，可以在蛋白质、脂肪和碳水化合物中找到。在西方，当我们想到甜味，通常会和含糖制品联系在一起，比如糖果和冰淇淋。阿育吠陀认为，肉类、油脂和黄油是甜的，牛奶也是甜的，麦片、其他谷物和甜味水果都是甜的。

酸：第二种味道是酸，柑橘类水果、发酵类食物和饮料中有这种味道，比如酸奶、酸奶油、奶酪、醋和含酒精饮料。

咸：第三种味道是咸，大概不需要进一步的解释说明，很容易从食物中获得。

苦：第四种味道是苦，多存于绿叶菜或蔬菜中。

辣：第五种味道是辣，辛辣或胡椒的灼热感。辣味可以在香料、辣椒、大蒜、洋葱和生姜中获得。

涩: 第六种味道是涩,算不上真正的味道,但是必须包含在内。带有涩味的食物有独特的风味,对身体有紧实和祛湿的效果。比如豆类、绿茶、菠菜和蔓越莓。如果你喝过不添加其他东西的纯绿茶,你会感到嘴里很干,这就是涩味的效果。

由于只有一小部分有苦味、辣味或者涩味的食物能满足我们的需要,将其纳入日常饮食中反而相对容易。比如,少许辣椒就能增添辣味,而沙拉中加少量生菠菜就会为你带来苦味和涩味。

下面是一张常见食物表,按照六种味道做了分类。这张表是个指南,不过并没有囊括所有食物,它能帮助你决定多吃哪些食物,以平衡自身督夏的问题。请记住大部分的食物都有基本的味道,同时还有第二层味道。一些食物则有超过两种以上的味道。比如,苹果的基本味道是甜,第二层味道是涩。吃东西时,尽量挑选涵盖六种味道的食物,尽量每种味道都吃到。

六种味道——常见食物		
甜味	橙子	谷物
巴西栗	大麦	瓜类
薄荷	大米	核桃
冰淇淋	大枣	黑豆★
菠萝	淡水鱼	胡萝卜
菜豆★	番石榴	胡桃
蚕豆	蜂蜜	花生
草莓★	甘薯	黄番茄
朝鲜蓟★	柑橘	黄瓜

六种味道——常见食物		
黄油	肉桂	杏
茴香	肉类	杏仁
鸡蛋	石榴	燕麦
开心果	柿子	腰果
葵花籽	柿子椒	椰子
梨	熟洋葱	意大利面
李子	四季豆★	樱桃
利马豆★	松子	玉米
芦笋★	酥油	芫荽叶★
绿豆★	酸奶	榛子
马铃薯★	所有种类的油	芝麻
杧果	糖	紫葡萄
面包	桃子	**酸味**
蘑菇★	甜菜	菠萝★
木瓜	甜味香料	草莓
南瓜属植物①	豌豆★	橙子★
南瓜籽	无花果	醋
牛奶	夏威夷果	葛缕子
牛油果★	香蕉	含酒精的饮料
苹果（绿色除外）	小扁豆★	红番茄
荞麦★	小豆蔻	浆果
芹菜★	小茴香	克菲尔奶酪
秋葵	小麦	李子★
肉豆蔻	小米	蔓越莓

① 译者注：原文为 squash，即南瓜属植物，如倭瓜、笋瓜、西葫芦等。

六种味道——常见食物		
木瓜 ★	**辣味**	生姜
奶酪	阿魏胶	生洋葱
柠檬	百里香	芜青
牛至	大蒜	西芹 ★
农家干酪	丁香	洋甘菊
青苹果	葛缕子	鹰嘴豆
青葡萄	含酒精的饮料 ★	月桂树叶
酸橙	黑胡椒	**苦味**
酸奶 ★	红辣椒	菠菜
酸奶油	葫芦巴	茶
西柚	茴香	厚皮菜
杏 ★	姜黄	黄色蔬菜
腌菜	芥菜 ★	姜黄 ★
樱桃 ★	芥末粒	芥菜
咸味	芥末油	芥末 ★
布拉格液体氨基酸 ①	咖啡	咖啡
海水蔬菜 ②	罗勒	苦瓜
海鱼 ★	萝卜	芦荟
酱油	迷迭香	芦笋
日本酱油	墨角兰	绿叶菜
肉类 ★	南瓜籽 ★	迷迭香
西芹 ★	茄子	茄子 ★
盐	肉豆蔻 ★	

---

① 布拉格液体氨基酸（Bragg's Liquid Aminos），创始人保罗·C. 布拉格（Paul C.Bragg）于 1912 年创办了布拉格品牌，致力于天然、有机健康食品的研发和生产。

② 海水蔬菜（Sea veggies），用海水养殖的蔬菜，主要有北美海蓬子、海芦笋、海英菜、红菊苣、蕃杏、甘蓝等，是营养价值很高的有机食品。

六种味道——常见食物		
酸橙 ★	李子 ★	四季豆
西兰花 ★	利马豆	桃子 ★
杏仁 ★	裂豌豆	豌豆
洋甘菊	芦笋	无花果 ★
羽衣甘蓝	萝卜 ★	芜青 ★
涩味	绿茶	西兰花
（绿）豆芽	马铃薯 ★	西芹
抱子甘蓝	蔓越莓	香蕉 ★
菠菜 ★	蘑菇	小扁豆
草莓	南瓜属植物 ★	小茴香
朝鲜蓟	柠檬 ★	小麦 ★
大麦 ★	牛油果	耶路撒冷洋蓟
大米 ★	牛至	玉米
淡水鱼	苹果 ★（所有）	芫荽叶
豆腐（未经加工的自然状态）	荞麦	芸豆
海水蔬菜 ★	茄子 ★	芝麻 ★
胡萝卜 ★	芹菜	紫花苜蓿芽
花椰菜	秋葵	
黄瓜 ★	肉豆蔻	
姜黄 ★	深绿色蔬菜 ★	
浆果 ★	生菜	
卷心菜	石榴 ★	
梨 ★	柿子椒 ★	★ 第二层味道

包含六种味道的三餐范例

瓦塔抚慰早餐： 牛奶麦乳[①]（甜）加一小撮盐（咸），加些枫糖浆（甜），撒上一些浆果或者樱桃（酸）和少许肉桂及肉豆蔻（辣），再搭配一杯绿茶（涩）。

皮塔安抚午餐： 菠菜沙拉（苦和涩）配牛油果片（甜和涩）、葵花籽（甜）、橄榄油（甜）、醋（酸）、盐、胡椒（咸和辣）、抱子甘蓝（涩）和黄瓜（甜和涩）。

卡法静心晚餐： 清炒豆腐（甜和涩）配西兰花（苦和涩）、大蒜（辣）、芹菜（咸和涩）、菠萝（酸和甜）、羽衣甘蓝（苦）、芝麻油（甜和涩）、糙米（甜）和酱油（咸）。

少买包装加工食品

如果必须食用加工食品，注意以下两点：

· 选择包装上标有"中国有机产品认证"标志的产品。

· 选择配料表不超过六种原料的产品，你必须知道这些原料是什么，最好还要知道其来源。

尽可能选择这五种有机的纯天然食物，或者说有治疗功能的有机食物，即牛奶、印度酥油、杏仁、蜂蜜和水果

这个规则中有一些例外情况。卡法型人以及遵循卡法静心饮食的

---

① 麦乳（Cream of wheat），是一种早餐麦片，由研磨过的小麦以及淀粉组成。麦乳的卡路里极低，不含脂肪不含钠，它的碳水化合物含量不高，基本上不含纤维素。

人必须少摄入牛奶、酥油和蜂蜜。由于蜂蜜和水果的含糖量很高，糖尿病患者需要严格控制其摄入量。牛奶在阿育吠陀中被尊称为"全食物"（complete food），喝之前首先煮沸，稍凉后饮用即可。温热的牛奶里放上一茶匙酥油，有些许通便的作用，可以用来治疗便秘和肠道蠕动缓慢。温热的牛奶配上小豆蔻、肉豆蔻和一勺糖，晚上饮用有助于睡眠。如果缺钙或者有罹患骨质疏松的风险，可将十颗杏仁浸泡一夜，第二天清晨将其去皮后食用。

在每天摄入的食物总量中，让蔬菜和水果占到 50% ～ 60%

阿育吠陀医学是以素食为基础的。然而，如果不想或者做不到的话，也争取让蔬菜和水果占每天饮食总摄入量的 50% 以上。这是非常必要的，因为蔬菜和水果富含水分，而我们体重的 50%～65% 都是水，我们大脑的 85% 都是水分。通过食用富含水分的食物，你的身体才能摄入足够多的水分。多吃蔬菜、水果的第二个原因是获取仅存在于植物中的植物营养素，可以保护我们免受癌症、心脏病、早衰的侵害。第三个原因是抗氧化物质或自由基清除剂大多存在于植物性食物中，它们可以帮助我们修复受损细胞，抑制肿瘤生长。

不吃不健康的油：如氢化油或部分氢化油、人造黄油和起酥油

在你的饮食中多使用有机橄榄油、芥花油、芝麻油和黄油，因为他们是高质量的油脂。在始于 20 世纪 80 年代的脱脂热潮中，黄油遭到了无理的指责。但事实上有机黄油属于饱和脂肪，适当食用是没有问题的，肯定比吃那些化学合成的黄油替代品要好。

不吃高果糖玉米糖浆或者其他种类的玉米糖浆；不吃人造甜味剂；不吃漂白、强化面粉；不吃精制加工糖

由于祖先世代相传的辨识基因，我们的身体对天然的食物有基本的识别，并知道如何处理这些食物。高果糖玉米糖浆于1967年问世，我们的身体几乎没有时间去适应它，也来不及学习该怎么使用它。众所周知，化学合成的人造甜味剂会导致胰岛素水平急剧升高，可能造成胰腺极度疲劳。漂白、强化面粉实际上已经不具有营养价值了：小麦去除了胚芽和表层麸皮，之后用氮氧化物、氯、氯化物、亚硝酰、过氧化苯甲酰混合各种化学盐进行漂白。食用这种面粉意味着你不仅在吃没有营养的东西，而且还在摄入化学残留物。不要吃任何类似的食品，而应选择有机、未经漂白、不含溴酸钾的面粉，以及有机分离砂糖①、有机糖、有机红糖、有机蜂蜜和有机甲级槭糖浆。

少买冷冻食品和罐头食品

当各种各样的新鲜作物在一年中的特定时间减少时，冷冻食品是不是更好呢？在营养的问题上，时间是至关重要的。植物类食物离开土地时间越长，或者说动物类食物死的时间越长，其所含的营养也就越少。阿育吠陀中有这样一个原则，叫做"普拉那"②，即"生命力和活力"。生物都具有"普拉那"，除非被化学物质所改变，充满毒素，或者被剥夺了阳光的照射和水的滋养。生命体中的"普

---

① 有机分离砂糖（Turbinado Sugar），100%来自甘蔗。与白糖不同，分离砂糖是原糖经过冲洗之后的产物。当原糖中的杂质被洗掉后，剩下的就是分离砂糖，其表面自然留下一层金黄色的甜味糖浆。
② 普拉那（Prana），印度教哲学中的"息"或"生命的气息"。

拉那"和作为食物赐给我们的"普拉那"是一样的。当一种作物从土壤中被拔出来的时候，或者当一只动物被宰杀的时候，它就开始流失"普拉那"，并且随着时间的流逝而不断流失。冷冻食品从字面意思上理解就是冻结"普拉那"的时间，但食物最终还是会失去其"普拉那"。冷冻食物中"普拉那"的多少取决于其冷冻时间的长短。大部分罐头中的食材都保存在水或其他液体中，当罐头摆在货架上时，营养会不断渗入液体中。而我们大部分人都会将浸泡食物的液体倒掉，这样也就丢掉了营养。根据经验，如果食物有一段时间没有见过太阳了，你最好还是少吃那种食物，或者干脆将其从你的饮食中彻底淘汰。

喝过滤水、蒸馏水或矿泉水

毫无疑问，水是进入我们身体中最重要的东西。由于我们身体中有大约 2/3 的水，我们大脑的含水量超过 80%，所以即使我们只是稍微缺水，也会感到烦躁不安。每天你至少应该喝八杯 8 盎司[①]的水。最好不要将茶、咖啡或者汽水等饮料算在其中。这些饮料对身体有利尿作用，会使你更加频繁地上厕所，即水分流失得比正常还快。体重较大和体格健壮的人，可能需要补充额外的水分。

理想情况下，最好饮用相当于自身体重一半重量的水。比如说，

---

① 因为水是液体，本以为这里的盎司应该是液量盎司，按照美制，1 液量盎司约等于 29.57 毫升。此处的一杯水约为 237 毫升，八杯水约为 1896 毫升。不过根据后文，作者用的盎司仍是重量单位，1 盎司约等于 28.35 克，8 盎司约为 227 克。

如果你的体重是 140 磅 [①]，那么争取每天喝 70 盎司 [②] 水。如果味道是个问题，可以在水里加上几滴新鲜柠檬汁或酸橙汁，或者加几勺别的天然果汁。客户总告诉我，他们老是忘记喝水。我的建议是找个容器装上你一整天需要饮用的水，接下来的事就交给它吧。

　　水的质量极为重要。大部分的自来水都使用大量的氯气消毒，或者使用其他化学物质来预防微生物滋生。蒸馏水可能是最安全的，矿泉水也是个不错的选择。过滤水可能会改善水的味道，不过并不是所有的过滤器都能去除污染物。

合理适度，不走极端

　　请牢记 9 : 1 原则：90% 的时间执行营养指南，允许自己有 10% 的机动性。我的恩师大卫·西蒙博士（Dr. David Simon）经常说："如果总是说'不要'或者'不能'，它就会把你绑住。"大部分时间遵照指南里的原则，它们会成为你的一部分。不过，不要走极端，可以偶尔吃次冰淇淋，来张冷冻比萨，不要变成常态就好。

❀ 连接身心的食物链指南

　　意识来自各个层面。食物意识对身与心的重新连接尤为重要。如果你曾经试着喂养过小孩的话，就会知道在他不饿的时候让他吃东西有多困难。当涉及饮食，特定的食物、状况、情绪、环境等条件会切

---

① 约等于 63.5 公斤，127 斤。
② 约等于 1984 克。

断身体与精神的联系。造成许多人总是在饮食上与自己做斗争的原因是，虽然吃是生存的必要行为，但同时也关系到养育、情感和人与人之间的关系。可能对于你来说，过去，食物是恋人向你表达爱意的方式；或者你可能通过绝食来反抗父母或者权威人士制定的规则；又或者你有过被人用食物惩罚的体验，或者饿肚子的经历。

有意识地进食，可以解除情绪反应或条件反射①，通过松开紧扣的扳机，我们可以接收到身体舒服与否的信号。必须从为了活着或生存而吃，转变为为了滋养安置我们的灵魂而吃。吃是一种愉快、神圣的行为，应该得到尊崇。在上一章节中，我们讨论了达摩，如果因为吃下的食物或者烹饪方式总是让你感觉很糟糕，还怎么可能活出"达摩"呢？全心全意地相信食物就是良药，将会完全改变你对待食物的方式。你将不再会被放在货架上的食物、电视上播的食品广告和人造产品所束缚，而会去寻找摄入真正食物的方法，让你的精力达到最高的水平。

❀ 饮食觉悟十准则

只在饿时吃东西

这似乎是个连傻瓜都知道的事情，不过你有多少次是因为一看表，发现咖啡时间、零食时间或者午餐时间到了而去吃东西的？一个不错的做法是把手放在你的胃上，闭上眼睛，感觉一下胃里是不是还有没

---

① 巴甫洛夫（Pavlov），俄国生理学家，创立了高级神经活动学说，其核心思想就是条件反射学说。

消化的食物。你可能会有略微的饱腹感，或者可能感到有点儿消化不良。如果打嗝的话，可能会泛出没消化的食物的味道，这很好地说明了胃里的食物还没有完全消化。另一个决定是否真的需要更多食物的方法是，记录除了水之外，你上一次吃东西是什么时候。对于瓦塔型人来说，到下次吃东西最好等上 2～4 小时，皮塔型人两餐间最好间隔 3～5 小时，卡法型人则最好等待 4～6 小时再吃东西。

在安静的环境中吃东西

吃东西时，你的身体最好不要受到尖锐的噪声、刺眼的灯光或者激烈争论的刺激；吃东西时，也最好不要看电视、听广播、浏览网页、发短信或打电话。当你注意力不集中时，就很难对食物保持意识。

两口食物之间放下刀叉

吃是一种享受，这种感觉来自于控制自己的节奏。如果你风卷残云地吃东西，就不可能享受美食。你不是个垃圾处理器，我敢向你保证，没人会拿走你的食物。

每餐吃两把食物的量

控制分量所产生的效果会让你惊讶，会让减肥、保持体重或者饭后舒适统统成为可能。要确定适合你的两把食物，先从干燥的食材选起，比如还没煮熟的大米。在一只碗里倒上米，旁边放只空碗。两手一起捧起大米，尽量让大米填满你的双手，然后放入空碗中。如此重复两次。接着，使用量杯，称量第二只碗中的大米。大部分人会发现，捧出来的大米有两三杯。

在你吃饱而不是吃撑的时候停下来

当你吃饱时，通常会长叹一声。你看着面前的盘子说"真不错"。如果你的盘子里还有半盘食物，让人把盘子拿走，或者把剩菜放进保鲜盒里，或者立刻倒掉。你可能完全不知道"吃饱"究竟是种什么感觉，因为你总是一直吃，直到吃撑为止。通过练习，你会重获感应身体满足时发出的信号的能力。

如果你不喜欢吃就不要吃

为了你的健康，请遵守这条准则。我就曾落入过吃粗劣食物的陷阱，所以我猜你也是。就因为食物摆在你面前，你就得吃，即使质量很差、又油又腻，或者简直令人恶心。可能你担心浪费，或者有点儿不思饮食，无论是什么原因都要记住，食物中的能量必须要滋养你的身体和细胞。如果食物不对你的胃口，那么你的细胞也不会喜欢。

坐在布置舒适的餐桌前就餐

请不要坐在车里吃东西，也不要站在厨房里吃，更不要在公园和商场里边走边吃。要坐下来，有意识地吃东西。应清理你就餐的空间，在坐下吃饭前，把文件、书籍、电脑、信件和账单统统移开。在桌上放些鲜花或者点几根蜡烛，再铺上漂亮的餐具垫或桌布。同样，如果你吃饭的时候仍然盯着放在桌上的 5000 美元的信用卡账单的话，就不可能从新鲜的食物中获得所有好的治愈物质。

就餐时只喝水，小口少量地喝

大量地喝下任何东西都会稀释胃液，让身体很难消化食物。喝的水应该处于室温，吃饭过程中只能小口喝。任何其他饮料都应该在吃饭以外的时间饮用。

不高兴时不要吃东西

吃上一整盒并不能挽回你和爱人的关系，干掉一整块奶酪蛋糕也不会让你母亲停下来不再唠叨你该做什么。还有，因为情绪不佳而少吃一顿不会要了你的命，你身体里可能储存了些能量来弥补那顿饭的缺失。然而，不高兴的时候吃东西会产生一系列的消化问题，可能会使你得病。小口地喝些温水，直到你平静下来，或者真的感觉饿时再吃。

感恩你所拥有的食物

用你所想到的任何方式来感谢造物主、感谢厨师、感谢服务员，或者感谢任何参与制作和为你奉上食物的人。即使你见不到他们，也要心存感恩。感恩的情愫能让你最大程度地消化和吸收食物中的营养。

✿ 遵循自己督夏的饮食

如果你心无旁骛，认真地执行"阿育吠陀生活方式之饮食计划十二法"和"饮食觉悟十准则"，你就会看到你的身体状况有显著改善。但是，如果你想学会搭配自身督夏的饮食法，就一定要阅读下面的内容，我列出了一些简单易行的方法。

当你发现身体失衡或者不适时，特定的督夏饮食是最行之有效的方法。一旦你开始重新调整身体，就会注意到失衡的不断出现，你可能会先发现身体上的疲劳感。如果你是瓦塔型，就可能会出现皮肤干燥、眼睛干涩、心神不宁、难以入睡的情况，或者比平常更加焦虑，典型的瓦塔失衡还包括便秘和排气过多。皮塔型人失衡后可能会有点儿易怒，还可能会出现胃酸过多、胃酸反流的情况，对辛辣或酸味食物过分敏感，还会出现皮疹或痤疮。卡法型人失衡后会比平常吃得多，出现体重增加或者身体沉重、无精打采的状态，还会出现鼻塞、黏液过多、懈怠等症状。

当你出现失衡时，身体中失衡的那种督夏就开始增加，而你本不需要那些多余的督夏，因此就会感到不舒服。比如，卡法型人的身心构成中已经有相当多的水元素和土元素了。我们假设一个卡法型人在假期吃了很多东西（增加了土元素），由于大雪困在家中好几天不能出门（因天气和不能活动而增加了土元素和水元素），现在他得了感冒，导致了胸闷和鼻塞（增加了水元素）。大量的食物、足不出户和增加的黏液会导致身体中卡法督夏的不断增加。要抑制不断增加的卡法，这个人就要好好遵循卡法型饮食准则。

记住：你所拥有的与生俱来的东西不需要增加！

根据你的优势督夏，用3～5天时间试试特定督夏饮食准则，留心观察身体状况是否有所改善。除了遵照饮食法则以外，还可以在两餐之间饮用特定督夏的花草茶。记住，你并不是在排除其他味道，而是在增加促进督夏平衡的味道，同时控制摄入恶化督夏的味道。

关于这个话题最常见的问题是：如果我有两种优势督夏，该遵循哪个的饮食准则？通常来说，特定督夏饮食准则要与相对较强的督夏相一致。不过，如果你发现自己的症状反映的是第二大优势督夏，那就遵循那种督夏的饮食准则。比如，如果你的原始体质为瓦塔—皮塔，那么就遵循瓦塔抚慰饮食准则或瓦塔特定饮食准则。但是，如果你有胃酸反流、便溏的情况，并且皮肤摸上去温热，说明身体中皮塔过剩，应该采用皮塔抚慰饮食准则。另一个简单的方法就是把季节的因素考虑在内，比如在皮塔的季节（夏季），就遵循皮塔特定饮食准则；在瓦塔的季节（秋季及初冬），则遵循瓦塔特定饮食准则。

　　这可能看上去像是个伟大的平衡法（没有双关的含义），事实也的确如此。因为我们吃的食物、喝下的液体、我们的经历、现实的情感，都不断在平衡与失衡中交替变化着，但这并非严密的科学。不过，现在你对自己的原始状态（原始体质）有了认识，也知道了失衡（非自然体质）的感觉，你就有办法避免钟摆的摆幅过大，也不会让它朝一个方向荡得太远。

　　如果我们分析一下五大元素和六种味道，就可以看到每种味道都与我们身心构成元素的增加或减少相对应：

　　空：通过苦味和涩味增加。

　　风：通过苦味、辣味和涩味增加。

　　火：通过辣味增加。

　　水：通过咸味和酸味增加。

　　土：通过甜味增加。

瓦塔特定饮食准则

因为瓦塔是由空和风组成的，所以瓦塔饮食的主要食物都富含水和土（与空和风性质相反）。以下是具体做法：

增加：甜、酸、咸。

减少：苦、辣、涩。

首先，要中和本来又轻又冷的瓦塔督夏，瓦塔型人必须吃温热、味重、油大的东西，以及甜食。举几个例子，家里做的食物，比如炖菜、砂锅菜、意大利面食、热苹果派、面包布丁，以及热面包配橄榄油，都属于瓦塔抚慰饮食。瓦塔型人也可以吃冷的食物，不过要在天气非常温暖的时候才能吃。瓦塔型人吃煮熟的蔬菜比生吃好；喝温热的全脂牛奶比喝脱脂牛奶好；要吃甜味水果，如芒果、香蕉和梨。瓦塔型人要重点多吃甜、酸、咸的食物，要少吃苦、辣、涩的食物。

皮塔特定饮食准则

要记住，皮塔是由火和水组成的。皮塔型人需要保持凉爽并减少水。皮塔型人最适合吃凉爽的甜味、苦味和涩味食物。

增加：甜、苦、涩。

减少：酸、咸、辣。

与瓦塔型人不同，皮塔型人全年都可以吃沙拉和冷食。皮塔型人可以生吃蔬菜和豆子、小扁豆和豆芽，他们通常最适合素食。由于皮塔型人胃口好、食欲强，因此需要注意的是，就算吃的是对的食物，也不能吃得过多。要重获平衡或保持平衡，具有皮塔体格的人就要避开辛辣油腻的食物，尽可能地少吃红肉、少喝酒，还要尽可能减少盐的额外摄入量。

卡法特定饮食准则

由于卡法是由水和土组成的，因此卡法型人需要更多的空和风，或者轻盈的特质的物质。这就是说，他们需要和瓦塔型人相反的饮食准则：

增加：苦、辣、涩。

减少：甜、酸、咸。

卡法和瓦塔一样，属于冰冷的督夏类型，不过卡法型人总体上适合生吃蔬菜和沙拉，只要不是冰镇的就没问题。苦、辣、涩三种味道，可以帮助平衡卡法，卡法型人要少吃甜、酸、咸。卡法型人的食物范例包括辣味鹰嘴豆泥、小扁豆汤、清炒蔬菜和豆腐、绿叶蔬菜沙拉、脂肪含量低的鱼类、蔬菜煎饼、浆果类水果沙拉和杏仁。只要有可能就在食物里加辣，用以加快卡法型人的新陈代谢。适当喝点含咖啡因的咖啡或茶也完全没有问题，因为可以帮助卡法型人增强活力。卡法型人要想重获平衡，早晨要晚些吃早饭或者干脆不吃。卡法型人需要两顿像样分量的餐食，或者一顿少一点儿和两顿中等分量的餐食，两餐中间不能吃零食。

专属于你的督夏饮食计划

实

践

使用上面的特定督夏饮食准则、第59～62页的六种味道清单和第63页的饮食范例，根据你的优势督夏创建一份一日三餐的饮食计划。如果你有两种类型的督夏，你可能需要根据季节制订两种督夏的饮食计划。总

<table>
<tr>
<td>

实

践

</td>
<td>

体上，三个季节中你都会按照优势督夏计划饮食，在相应的季节则遵循第二种督夏的饮食准则。季节大致按照如下划分，根据不同的地理位置会有所不同：卡法的季节为晚冬到春季，皮塔的季节为夏季，瓦塔的季节为秋季到初冬。要确保每顿饭都吃足六种味道。

早餐：

午餐：

零食：

晚餐：

</td>
</tr>
</table>

为安置灵魂的殿堂提供食物

阿育吠陀教导我们，一切存在都有能量。这种能量，就叫做"普拉那"，也称做主要的生命动力，存在于各个地方。我有一个愿望，当涉及食物以及滋养身体、精神和灵魂时，你能体会到意识上的转变。认识到普拉那不仅仅存在于你的食物、水和饮料中，还存在于你准备食物时注入的能量中。你吃过带着爱意制作的食物吗？可能是你祖母经常做的蛋糕或汤羹，或者是你每次回家看望母亲时，母亲亲自下厨为你准备的饭菜。那些食物是不是吃起来和感觉上比你做的要好得多呢？

吃饭是个神圣的行为，我们每天都必须参与几次。努力在购买食物和准备食物时找到快乐，并享受这个过程。你感受到的爱、喜悦和幸福感会为你带来能量。你为家人做饭时，要带着爱去做。同样，用来滋养安置灵魂的身体的食物永远都不该仅仅被描述为"卡路里"。

你不是简单地"给油箱加油"，你是在生成普拉那，你在产生维持生命所必需的能量，这种能量会伴随你一整天，为你带来快乐。我们中的太多人都在抱怨没精神，大部分时间都很疲惫。这正是活力开始的地方，为身体提供合适的食物，增加对饮食的觉知，把吃饭当做神圣的行为。直到那时，你才会真正开始疗愈身体。

✿ 日常的生活习惯和季节性规律：遵守自然的律动

大自然的一切都遵守一定的规律。自然界都有循环周期、季节更迭。循环包括出生、生长、死亡和轮回。落叶树木和冬眠动物在冬天进入休眠；太阳每天升起又落下，为地球带来白天和黑夜；蝴蝶和鸟儿冬天向南方迁徙，春天会再飞回来。如果人类不去干扰的话，一切都会按照计划进行。

作为大自然的一分子，我们也必须遵守自然的律动。在电器被发明之前，我们的祖先遵从自然规律作息，因为他们相信天人合一，但现在我们却与自然违背。在美国，我们可以逛街或者全天 24 小时上网。我们可以随时吃饭或者看电视。连接我们的是电子设备，我们的工作、朋友、家庭随时随地地对我们提出要求。我们一直处于"开机"状态，除非我们强迫自己休息。几天前，我在儿子的合唱音乐会上惊讶地发现，不只孩子，甚至连大人也在整个活动中使用手持设备。为什么不能享受当下呢？

我不断遇到客户说一整天里都没有属于自己的时间。当我回看他们一天的生活时，我发现实际上他们可以有自己的时间。夜以继日地连轴转，难怪焦虑和压力会带走我们的健康。阿育吠陀告诉我们，要享受健康的生活，必须遵从规律作息。我们不能光是冲冲冲，冲到死。一直向前冲，快乐在哪儿？你想要达到什么目的呢？

阿育吠陀日常生活安排

阿育吠陀认为，督夏管理不仅要根据季节，还受到日常或昼夜节律的支配。

时钟上的 24 小时分为六部分：

2:00～6:00——瓦塔时段；

6:00～10:00——卡法时段；

10:00～14:00——皮塔时段；

14:00～18:00——瓦塔时段；

18:00～22:00——卡法时段；

22:00～次日 2:00——皮塔时段。

2:00～6:00——瓦塔时段

身体处于高代谢状态。睡眠在这个时段尤为重要，因为净化你心灵和情感的睡梦状态是这个时间段最好的状态。6:00 前起床保证能让你的思维在清晨更加敏捷。

6:00～10:00——卡法时段

身体转换至低代谢状态。等到卡法时段才起床，会让你整个上午都昏昏沉沉、四肢无力。最好是在卡法时段刚开始或更早时起床，开始你的一天。这是冥想的好时候，还应做些轻瑜伽，比如拜日式（请参看附录中的动作示范）。如果你是卡法型人，还可做些心肺功能运动和力量训练。如果不饿，卡法型人可以等到 9:30～10:00 再吃早饭。瓦塔型人要吃点热乎的，皮塔型人则要在开始他们的一天前吃些东西。

10:00～14:00——皮塔时段

一天中的这个时段是消化之火最旺盛的时候。一天中最丰盛的一餐应该在中午 12:00～14:00 之间进行。按照有意识用餐的准则，从容地用餐，远离办公桌或者其他让你分心的事物。吃完饭后静静地坐 5 分钟，如果可能，饭后花 10 ～ 15 分钟散散步。

14:00～18:00——瓦塔时段

在一天中的第二个瓦塔时段中，身体再次进入高代谢状态。如果你午餐没吃多的话，你会感到精力充沛、思维活跃。瓦塔时段快结束时适合冥想，如果你早上没有锻炼，那么现在就是运动的最佳时机。

18:00～22:00——卡法时段

你的身体逐渐松弛下来，准备睡觉。吃顿清淡的晚餐，饭后悠闲地散会儿步，做些低强度的活动。尽量在晚上 22:00 左右上床睡觉。

22:00～次日 2:00——皮塔时段

你有没有在深夜里感到饿极了？如果有，那是因为你的消化之火再一次被点燃了，但这次是为了消化食物和修复细胞的。在第二个皮塔时段，你应该睡觉，"美容觉"这个词说的就是这个时段。皮塔之火会杀死受损的细胞并修复其他细胞，从而使你的身体细胞再生并恢复活力。所以最重要的是，一定不要在第二个皮塔时段吃东西。否则的话毒素会在你的身体中不断积聚，因为身体会把注意力转移到消化食物上，而不是专注地清除毒素和修复细胞了。

最佳睡眠例行程序

在诊疗的过程中，我发现我的很多客户都有睡眠障碍，有些人是由于家庭压力、经济担忧或者工作压力。你可以通过一些方法在夜晚自然入睡且睡得很香。在你向睡眠药物求助前，不妨先试试这些方法。

每天冥想

像后面第四章说明的那样，理想的程序是每日冥想两次，早晨和傍晚各 20 ～ 30 分钟。仅这项做法就治好了我 90% 有睡眠障碍的客户。

专门为睡眠创造舒适的空间

许多睡眠专家都认为卧室应该专门用来休息和进行亲密活动。移除卧室中的所有杂物。把脏衣服、洗衣篮、书包和其他物件从床附近挪开。电视和其他电器最好不要放在卧室里，不仅会让人分心，还会释放电磁场。在卧室中摆上你最喜欢的艺术品、励志箴言、漂亮的照片、鲜花或香氛蜡烛等。

16 点后远离咖啡因和酒精

有时睡眠问题仅仅是因为就寝前喝了咖啡、茶或者软饮料。如果你睡觉前必须喝点什么的话，就换成花草茶或水。如果你习惯喝酒，那么就要注意了，根据美国国立卫生研究院的调查，即便是在"欢乐时光"①时喝酒，也会导致在睡眠的后半段清醒过来。

---

① 欢乐时光（Happy Hour），指一些酒吧或饭店为了吸引顾客，利用每天下午非高峰时段的一两个小时，进行的啤酒或者调制酒的特价活动。

不要在就寝前的两三个小时内吃零食

根据阿育吠陀的日常生活安排，你应该在就寝前的三小时左右吃清淡的晚餐。理想状态下，在第二天到来之前不要吃任何东西。这么做能够在准备就寝时促进睡眠，同时防止体重增加。

不要在就寝前的一或两小时内做刺激精神的活动或剧烈运动

睡觉前做预算或计算税收，或者看紧张的恐怖片甚至是新闻，都会让大脑忙碌。选择略过新闻不看，把工作或者没算完的账单留到第二天，转而读一些励志文学书或心灵文学书。

在枕头或床单上用些芳香疗法的香薰精油

某些香味有助于睡眠，比如薰衣草、香草、茉莉和洋甘菊等，你可以买配好的精油喷雾或自己用蒸馏水制作。确保你使用的是真正的精油，这类精油浓度更高，效果更持久。你可以在枕头或床单上滴几滴精油，或者将精油滴在棉球上，放在枕头下。低成本的方案是早上在枕头底下放上一小包薰衣草，一直放到晚上准备睡觉的时候。

用日记倾诉一天的想法

诊疗过程中，我发现抱怨最多的问题集中在："我没有办法让大脑停下来。"睡前写日记是清理思绪的最好方式之一，怎么写没关系。可以写写你的一天，或者你的想法和感觉，甚至可以把第二天待办的事情列个清单。写下所有你感恩的事情作为启发性的练习。在纸上书写有种力量，可以有效清理杂乱的思绪，助人入眠。

每晚按固定时间睡觉，清晨按固定时间起床

这种说法再平常不过了，对吗？这么做确实有用。阿育吠陀建议人们晚上 22 点或 23 点就躺在床上，尽快睡着，早上大约 6 点起床。当你训练身体在某一固定时间进入睡眠，身体就会渴望休息。最严重的不平衡就产生于你不规律的作息时间上。

泡个热水澡或洗个热水浴后用温热的芝麻油或瓦塔油按摩

泡澡时，你可以使用之前在芳香疗法部分列举的香氛。阿育吠陀疗法包括自我按摩，称作阿比炎伽（Abhyanga）。在晚上，大约只需要两分钟的按摩就有效果。使用按摩级芝麻油或瓦塔（特定督夏）油（加利福尼亚州的乔普拉中心①制作的瓦塔油好用且令人放松）。总的来说，瓦塔油有镇定的功效，可以助眠，且对其他督夏也有帮助。在掌心倒一勺的量，开始按摩耳朵后面，放松你的后颈。然后，顺时针按摩腹部，最后按摩脚掌。该方法同样适用于不易入睡的婴幼儿。

喝一杯放有肉豆蔻和小豆蔻的温热牛奶或者喝洋甘菊茶或瓦塔茶

通常都会用温热的牛奶来促进睡眠，阿育吠陀的秘诀是放一小撮肉豆蔻和小豆蔻，你也可以放一茶匙糖。同样地，洋甘菊茶是天然的镇静剂。用瓦塔静心草药制作的瓦塔茶也同样有效，对所有督夏都有助眠作用。

---

① 乔普拉中心（Chopra Center），成立于 1996 年，由迪帕克·乔普拉博士和大卫·西蒙博士共同创建，提供体验、教育、培训疗愈师等服务，帮助人们来增进身体、心灵和精神的健康和安乐。

关灯睡觉

这个建议可能看起来更像常识，也的确是个常识。但你可能恰恰就是那一大波要开着灯睡觉的人中的一员。为了激素的适量释放，比如褪黑素，你的身体需要黑暗。哪怕是微弱的光或者电视的闪烁都会抑制褪黑素的产生，不仅会出现睡眠障碍，还会导致抑郁症。

每天花 30 分钟锻炼心肺功能

接下来的段落，我们会讨论体育运动以及和你的督夏最搭配的理想型运动。不过，简单的快步走就能帮助你一晚好眠。

❀ 活动你的身体

思考身体的活动对人类来说应该是新事物。直到 75 年前，人们都自然地把身体的活动当作生活的一部分。如果你生活在农村，会在农场或菜园里劳动；如果你住在城市或郊区，你要走路去这里或那里。仅凭日常的活动，人们就完成了身体所需的锻炼，甚至运动量更大。

在今天的美国和全球其他工业化国家中，人们需要考虑让身体以一种方式动起来以保持身体健康。想一想你一天的日程安排，你目前的日常生活安排是不是让你久坐不动？大部分时间里，你是不是都不活动？

如果你想拥有最佳的健康状态，就必须在某种形式的活动中使身体动起来。运动让你的肌肉保持强壮，有助于排出身体中的毒素，促进消化、睡眠、荷尔蒙生成等。绝对没有什么能替代每天的运动，也没有神奇的药丸能够帮忙。

健身计划的三个组成部分

要完善你的锻炼，必须包括三部分：心肺功能锻炼、力量或阻力训练以及柔韧性练习。许多健身计划至少包含其中两种。

有氧运动可能是最流行的，因为最容易进行。你可以通过走路、跑步、骑自行车、登山、跳舞和收拾花园等方式完成 30 分钟的有氧运动。不过，这里有个难点：每个人都有目标心率，该心率为心脏最大负荷能力的 70%，目标心率的区间会随着体重和年纪变化。为了最大程度地从有氧运动中获益，你必须让目标心率保持 20 分钟以上。你越健康，年纪越大，就越难通过走路的方式来达到目标心率。你可能需要做间歇训练或任何能让你的心率维持在目标区间的运动。要想知道你的目标心率区间，最好是购买和佩戴心率监测设备。这类监测设备相对便宜，值得投资。

力量或阻力训练是完整运动计划的第二个组成部分。利用手持重量、力量器械或身体自重进行阻力训练。年纪越大，肌肉量流失越多，所以力量训练和有氧运动同样重要。

柔韧性练习是第三个组成部分。要保持年轻、健康和平衡，我们需要进行柔韧性练习。

阿育吠陀重视瑜伽，因为瑜伽是经过长期成功实践且有很多好处的，不仅能强健身体，还有益于情感和精神健康。梵语"Yoga"的意思是"结合"或"连结在一起"。瑜伽所颂扬的是心灵、身体、灵魂和精神的融合。特别是有一组动作，叫拜日式，梵语是"Surya Namaskar"，非常有好处。这系列的十二个动作能锻炼身体的每一处主要的肌肉群，同时兼顾了柔韧性和力量训练。坚持做拜日式20分钟以上，也可以看作是健康的心肺功能练习。具体请参看附录中的拜日式十二式示意图。

　　在过去几年中，瑜伽在市场上越来越流行，不过我要多加一句提醒：并非所有瑜伽都有益。在阿育吠陀之路瑜伽工作室中，我们练习的一种安全的瑜伽叫做哈他瑜伽①。我们会确保学生安全地开始和结束动作，教导学生要以自己的身体为荣，不要做任何感到不舒服的动作。最好的瑜伽练习是让你进入内在的修行，而不是接受命令，迫使你做身体还没有准备好的动作。

　　除了瑜伽以外，你还可以做一些简单的拉伸，比如普拉提或者太极。

按照你的身心类型活动身体

　　尽管能让你身体动起来的练习或活动都对身体有益，每种身心类型还是对应着一些适合的运动。

瓦塔型

　　瓦塔型由风元素和空元素组成，能量有高峰、有低谷。瓦塔型人需要轻柔和有创造性的运动计划，以激发他们的兴趣。瓦塔型人最适合走路、游泳、跳舞、瑜伽、有氧健身操、慢跑，或者其他不太费力的运动。同时，瓦塔型人需要混搭日常活动，以免觉得无聊。他们的主要能量很快就会耗尽，所以跑马拉松对瓦塔型人并不一定好。

皮塔型

　　这些热情的个体主要由火和水组成。他们天生爱运动，但大多是

---

① 哈他瑜伽（Hatha Yoga），认为人体包括两个体系，即精神体系和身体体系。

出于竞争原因。皮塔型人喜欢赢，他们比瓦塔型人有耐力，但是需要注意运动时个性火爆的一面，不要让自己在竞技时过于激烈。皮塔型人可以跑步、走路、进行有氧健身运动，骑自行车、登山和游泳对皮塔型人也特别好。在我的诊疗经历中，有相当数量的皮塔型人喜欢做高温瑜伽，这与皮塔型的直觉相悖，因为皮塔的火已经够多了，在高温下运动会恶化皮塔。

卡法型

卡法是三种督夏中动作最迟缓的，由水和土组成，所以卡法型人需要在日常生活中动起来。这对他们来说是种挑战，因为卡法型人不喜欢动。他们需要最严格的运动，如果有个目标可能会有帮助，比如跑五千米或者全程马拉松。结实的身体和持久的耐力让他们可以做耐力运动。卡法型人应该在早上 6：00～10：00 的卡法时段运动。在这个时段运动会促进卡法型人的新陈代谢，让他们全天更有活力。卡法型人可以很好地完成高温瑜伽，这对他们很有好处。对于卡法型人而言，冥想也算是动起来的方式之一。

实践

创建你的运动计划

你应该享受所做的运动。遵循你不喜欢的运动计划不会给你带来好的效果，也不会让你一直保持积极性。学习一项新技能需要时间，但是如果你乐在其中，就会比长跑要有用得多。比如，我开始学莎莎舞了。尽管很

实

践

难学，可是对我的大脑和身体都是种挑战，我很开心，还避免让我瓦塔的一面感到无聊。

下面是一个身体运动计划范例，可以用它来抛砖引玉，创建你自己的计划，一个符合你的兴趣和体格的计划。记得健身计划中要包括三个组成部分：心肺功能锻炼、力量训练以及柔韧性练习。如果你是瓦塔型，你需要多样化，可能需要每天或每三天变换一下运动方式。皮塔型人需要几项不同的运动方式，可能需要一种方式把他们带到户外。卡法型人可以在创建计划后一直坚持，因为他们不喜欢偏离日常计划。在你的运动计划中，至少要包括一周五天的活动项目。

瓦塔型运动计划范例

星期一和星期三：做哈他瑜伽 60 分钟（柔韧和力量）。

星期二和星期四：快步走 45 分钟，佩戴心率监测设备（有氧）。

星期五：去健身房做 30 分钟有氧运动，再做 30 分钟力量练习（有氧和力量）。

星期六：跳莎莎舞（有氧）。

身体康复法

健康清单

❑ 通读并开始实践"阿育吠陀生活方式之饮食计划十二法"。

❑ 检查你的橱柜、冰箱和食物储藏间。清除掉任何含有人工添加剂的食品。扔掉不新鲜、过期或者含有氢化植物油或高果糖玉米糖浆等配料的食物，包括调味品和酱汁。

❑ 开始让厨房里常备有机食物：谷物、香料、基础的健康食用油和高汤。

❑ 记住，越少越好。吃得新鲜比批量购买重要。购买少量的新鲜有机食材可以省钱，反正买来的大包装食品最后可能也是被扔掉。

❑ 根据你的督夏制订早餐、午餐和晚餐食谱。

❑ 阅读并开始实践"饮食觉悟十准则"。

❑ 进行合理的日常生活安排，将安排计划贴在你浴室的镜子上。

❑ 制订运动和活动计划。刚开始一周做两次，之后每周增加一天，直到达成每周运动五天的目标。

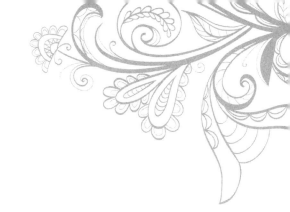

第四章
chapter 4 ....

健康的精神

我们不是拥有精神体验的人类。

我们是拥有人类经验的精神实体。

——泰亚尔·德·夏尔丹

阿育吠陀是以意识为基础的包含精神练习的健康体系。在我的瑜伽中心，我发现很多客人在遭受身体痛苦和更为重要的情感困扰面前，都在日常生活中忽略了精神练习。如果你也如此，不确定如何将精神练习融入生活，或者有些拿不定主意的话，这个部分将会给你开始时所需要的工具。

✿ 如何界定精神

简单来说，精神这个词和人类的精神和灵魂有关，是超越肉体和物质的。灵性概念中存在的问题是，人们要么爱它、要么恨它。大多数人不理解精神真正意味的是什么，另一些人则完全把精神和宗教联系在一起。如果我们真的是拥有人类经验的精神实体，像泰亚尔·德·夏尔丹提出的那样，为什么我们中没有几个人真正知道精神究竟是什么？

我相信灵性和宗教的密切关系造成了人们对精神概念的怀疑，这是由宗教作为制度的不完美本质所造成的。我遇到的许多人都说自己是精神上的而不是宗教的。然而进一步交谈之后，我发现相对于精神而言，事实上，他们更加宗教。即便一些人宁愿接受精神的概念而不是宗教，有时这样的认识却很困难。我们中大多数人都在一种宗教或另一种宗教的信仰中成长。和一个人的文化或教育培养一样，宗教成了"我们是谁"中根深蒂固的组成，无论我们做什么来改变思维过程或信仰体系，它总是在那儿，像一位忠诚的朋友。在否认这个事实的同时，我们经常发现这位忠诚的老朋友的存在感更强。所以，如果在基督教、伊斯兰教、犹太教、印度教、佛教或其他教别的信仰中成长，我们就会把信仰作为教育的一部分，但这并不意味着你不能扩展所学的知识。

从另一方面来讲，精神虽然在某种程度上和宗教有关，却完全是另一种情况。和宗教不同，精神很难描述，所以我相信很多人都会害怕这个话题，恐惧可能来自于我们无法解释它。用迪帕克·乔普拉博士的话说，"当发生一些不能解释的事情时，我们叫它奇迹；然而当我们弄清楚原因时，我们叫它科学。不过，这丝毫不会减少它的神奇"。

我们的知识是非常有限的。如果仅仅把我们知道的当作思维、信仰和可能性的基础，我们就会生活在一个狭小的盒子里。我们大部分人就是这么做的。这就像我们搬进了一所有 100 个房间的房子中，不仅没有去探索甚至意识到我们住在这样的房子中，反而只把自己限制在其中 4 个房间里。当然，我们可以在这 4 个房间中过着相当不错的生活，但为什么不去探索那 96 个房间呢？

在疗愈的过程或者全部的生活中，我们不可避免地要扩展生命的视野和充斥其中的可能性。所以，在定义精神时，我们可以超越宗教来扩展观念，结果就是，我们会有直觉并会体验巧合、好运、爱、敬畏、怜悯、奇迹和兴奋等。当我们扩大视野的时候，会产生关联感、信任感、敬畏感和流畅感，接着我们体会到奇迹。

请理解，如果你信教的话，这和你信仰哪种宗教无关，你可以，也一定过着一种精神生活。同样，如果你相信某种更高的存在，也没有关系，我见过自称是无神论者的人其实完全不是无神论者。很多人只是对他们概念中的神明感到失望而已，尤其当他们请求在生活中得到什么而没能实现时。还有一些人不信宗教，这是因为他们认为任何神明都与暴力、混乱和不和谐有关。一些人认为除了物质领域外没有或者没有被证实有其他存在，就排除了有更高存在的可能性。然而，无论是自然还是宇宙系统，大多数无神论者都承认有其他存在。你叫肉体以外的生命什么都可以，但是生命的疗愈不可能离开接受这部分的你。

✼ 拥抱精神上的自己

要培养对精神自我的意识，就必须从内心中寻找。我们的生命中做的所有事情都随时和外部世界相连。出生时，我们依赖父母或者其他照料者给予生存所需。我们依靠上述的这些照料者，还有兄弟姐妹、祖父母以及其他家庭成员，让他们帮助我们形成自我概念并找到自己在这个世界上的位置。在学校，我们依靠老师和朋友的认可和指导。在生活中的方方面面，无论是工作、人际关系还是日常生活，我们都被外在的自我所吸引。你多长时间会被要求关照一次内在的自己呢？

为了了解精神实质，我们必须扩展视野，明白精神的意义是什么。我想最通俗易懂的概念就是直觉。通常我们做决定的时候很挣扎，忘了我们寻求的答案其实就在其中。你有没有在一个地方"感到"过危险，但却说不清到底为什么会这样？或者你有没有遇到过什么人，就在一瞬间有种感觉，这个人可能会成为你的新朋友？如果有过的话，都是你的直觉在为你导航。

由于身体、思想、灵魂和精神是相互关联的，因此当你开始和这种感觉相连的时候，你将感觉到身体内的直觉指引你找到正确的方向，你做决定时将不再纠结。问问你的身体，这个决定感觉对不对，你将得到答案：要么是阻碍的感觉，要么感觉很轻松。有人问一名成功的日本商人是怎样变得这么有成就的。他回答说，每次商业交易前他都要感受自己的身体，而他的身体从没有给出过错误的答案。如果你高度跟随直觉，就会自然而然地做出行为或决定。当一件事悬而未决时，闭上眼睛，把手放在腹部太阳神经丛①的部位，问那个问题。等待身

---

① 太阳神经丛（Solar Plexus），位于腹腔正中，以肚脐为中心向四周展开，像太阳散发光芒的样子，故称为太阳神经丛。腹腔太阳神经丛分为两个半月神经节，与腹腔内的其他神经丛构成复杂的神经联系，广泛分布于腹壁、腹膜及腹内脏器。有人认为太阳神经丛与中丹田和下丹田有一定联系，也有人认为太阳神经丛和人的潜意识有关联。

体里的感觉。通过练习，你将开始懂得自己身体发出的信号，并且对"什么适合我"变得敏感。

❀ 从隧道视角到漏斗视角

　　我们对现实的认同是随着时间的推移而逐渐形成的。作为新生儿，我们怀抱着无限的可能，然后父母告诉我们什么能做、什么不能做。接着我们开始不断收缩原本广阔的视野，接受文化和社会习惯的过程让我们用隧道视觉去做、去想、去理解所有一切。通常社会习惯强大到连我们都不知道为什么会做出这样的决定或产生那样的想法。你有没有出于习惯买过什么东西或者做出什么举动，然后对自己说："我为什么会这么做？我根本不想要这个。"比如说你习惯每天早上 10 点买杯咖啡和一个甜甜圈，但是有一天你发现自己真的不喜欢甜甜圈，这只是你做了很多年习惯做的事情而已。觉察之后就有了意识，第二天，就变成购买酸奶和水果了。缺乏意识，不知道原来不喜欢甜甜圈，只是因为这是自己常做的事情就一直购买。

　　购买食物只是个很平常的例子，但是我们总在经历这些过程，无论决定是大是小。假如你每个周日都去教堂是因为父母教育你这是应该做的正确的事情。在这种情况下，你可能会恨你去的教堂，周日的早上带着糟糕的心情起床，不情愿地花费时间做弥撒，然后回家。之后，在一个周日，弥撒由于暴风雪取消，你待在家里，窝在你最喜欢的椅子上，取出几本励志文学书，静静地盯着在日光下发光的雪花，有种满足感，感觉自己和这一切都密切相关。你告诉我，这些做法中的哪种更加开阔？我并不是暗示说去教堂不好，我的意思是听从你内心的声音并尊重它，这样会让你和精神自我相连。社会和文化习惯很有必要，让你走到今天。但是如果你想要打开其他 96 个房间，就需要摒弃那些习惯。放弃可能是暂时的或是永久的。这是个选择，但是这种放弃是一种有意识的选择而不是有条件的选择。有意识地做出选择，我们就能为选择所带来的结果做好准备，无论是好是坏，或是不好不坏。

大多数人坚守其中的 4 个房间的另一个原因是，这么做既熟悉又舒服。守着已知的东西会让我们留在舒适区，即使我们并不满足。当你第一次开始怀疑你的选择或想法，并向你感觉正确但不同的方向采取行动时，会非常恐惧。因为你踏入的是崭新的和陌生的领域，过去的环境会发出巨大的声音："你不该做那个""要是万一……"，或者更好点儿的会说，"我们从没那么做过，事情可不是那么做的"。如果你在脑袋里听到这些话，从现在开始就把它们赶出去。它们是来自过去的残余部队，是来阻止你的。当你准备好的时候，可以再次放它们进来，质问它们，看看是不是真的是这样。我们带着恐惧前进时总带着一个错误的观念，认为没有回头路可言。当你扩大认识后，会探索新的领域。谁说没有办法回头？没有哪条规则说一旦你离开之前的环境，就不能再回去了。你永远有回去的可能。让我们回到每周去教堂的例子上：假设你决定几周不去教堂，准备开启周日的新仪式。一两个月之后，你觉得事实上自己想念教堂，或者发现去教堂很励志。如果你再去教堂，难道还有人惩罚你或者收你的罚款不成？不可能的。

曾经有一度，我是我女儿所在的女童子军小队的首领。她们胸前赢得的徽章叫"试新"，当女队员们完成清单上的三四项任务时，就可以赢得这样一块"试新"勋章，表明她们确实尝试了新的活动。我觉得这个名字和概念很赞，鼓励了这些女孩子尝试新事物，同时却不用她们必须喜欢或者在生活中永远接受这些新事物。作为成年人，我们也需要这么做。尝试新鲜事物，扩大现实中的视野，看看会有什么效果。

❀ 培养见证意识

当我们陷在自己的想法中，通常会停留在以往的领域中。一旦我们开始见证自己的想法，就能确定这些想法究竟是老得过时的还是新发展的了。

成为一个见证人很简单，在一个新的环境中，你总是在这么做。你会看到风景和景象，会听到声音，你会留心周围所发生的一切。一旦我们习惯了一种环境，评估或判定了一种情况，就会停止见证。我们全天都在自动驾驶模式下走走看看，除非有什么事突然打乱了我们的模式。见证的其他表达还包括留心和观察，观察你的一天——你的想法、行为、语言，不要评判自己，只是看。

当你开始很好地观察自己时，就很容易找出行为上不再适合你的模式。第一步是观察，准备好后，就可以试图把你不适用的模式替换成更适合你的方式了。

另一种培养的方法就是聆听你自己内心的声音。我们都会跟自己对话，包括不断重复的话语。见证你的内心对话，留意你总对自己重复说些什么。你有没有听到负面的自言自语？你是不是正在告诉自己一些不再正确的事情？

在大卫·西蒙博士的课上，我曾听他讲过，想法和讲话之间有三种途径。在你开口说话之前，问问自己这些问题：是真的吗？有必要说吗？这样说友善吗？这些问题原本是针对与他人对话提出的，但你可以应用在和自己内心的对话上。

就第一个问题而言：是真的吗？我们多少年反复对自己说话从来不考虑其真实性。比如，我在成长的过程中有个观念，就是我做不了运动。小时候，我手眼不协调，特别表现在和球类有关的运动上。我自然的反应和想法模式变成了"我做不了运动"。有一天，我发现这种反应可能不对。有人叫我一起玩沙滩排球，我没有做出像以往一样的反应，而是什么都没说就同意了。现在我不会再重复并不真实的话语，而是会说"我不是特别擅长打篮球"，或者"我有些生疏，需要练习"。这些说法才是真实的。

还有个例子，我有个客户是单身，最近减掉了不少体重。她看上去棒极了，而且原本就是个美人胚子。她对我说："一到公共场合我就总在想'我很难接近，男人们不爱靠近我'。"看着眼前的她，我想这话简直是无稽之谈。要让她做出真实的自我评价，她需要把内心对话变成："我很苗条又很漂亮，男人们会很愿意和我接近。"

假设你不断对自己说的话都是真的，那就没有必要来回重复。可能你来自一个破碎家庭，或者在成长的过程中不知道你的爸爸是谁，又或者在你很小的时候就成了孤儿。就算这些描述都是真的，不断重复这些话并不会给你的生活带来新的可能和情感上的疗愈，所以就让它们随风去吧。

第三个问题：这样说友善吗？这可能是最重要的。当你开始留意自己的内心对话，你有没有注意到其中的友善？你对自己友好吗？你对他人的想法宽容吗？如果你回答"是"，那么无论别人怎么看你，你就在正确的轨道上。开始对自己好一些，特别是在你开始见证自己的意识时。无论你目前在旅程中的什么位置，如果你从来没有留意过自己的模式，那么这些模式就永远不会改变。

内心对话评估

实

践

当你开始留意自己的内心对话时，写下那些出现频率最高的话语，可以是你心里面的，也可以是你跟别人说的有关自己的话。

我反复跟自己说的积极的话语：

我反复跟自己说的消极的话语：

接下来，把你写的这些消极的想法或语言变成更加积极或者更加适合自己的说法。

例如：将消极的说法"我很懒"变成一种积极的描述，如"我在学习列清单和更好地管理自己每天的时间"。

✿ 冥想：任何人都能做到

练习冥想是培养见证意识行为最好的方式之一。冥想可以让思想安静下来，可以减少我们每天想法的数量。冥想让心灵和身体从容镇静，帮助我们接近更高级别的自己，或者说精神上的自我。

只要得到适当的指导，冥想做起来非常简单。在阿育吠陀之路，我们练习以曼陀罗[1]为基础的冥想技法，叫做原始声音冥想[2]，乔普拉中心也采用这种冥想方式。另一种以曼陀罗为基础的冥想练习叫做超觉静坐[3]。根据我的经验，曼陀罗是最容易成功的冥想方式之一，因为这种方法让大脑有事可做。你默默地重复一句曼陀罗——没有具体含义的声音，让曼陀罗代替想法。大脑的天性就是产生想法，如果你带着彻底停止思考的目的进入冥想，这基本上是不可能的。

冥想有益于方方面面，从身体到情感，再到精神。说几点其中的好处：冥想可以降低血压，让心率恢复正常，增强免疫力，减少压力，改善睡眠。冥想对身体产生的功效与休息或睡眠完全不同。冥想之后你确实会感到平静，但和往常的平静略有不同，因为身体的状态是不一样的。

在你家附近找一位冥想导师，学习如何正确地冥想，因为自己做的话可能会有挫败感。

为什么大多数学生对冥想有兴趣却鲜有尝试，有两个主要原因：首先，他们认为自己的头脑不可能闲下来；其次，他们认为冥想会浪费自己宝贵的时间。

---

① 曼陀罗（mantra），梵语，可以分为两部分，即"曼"(man)和"陀罗"(tra)。"曼"指"心灵"，"陀罗"指"引开去"。曼陀罗就是把人的心灵从种种世俗的负担中引离开去的一组特殊的声音。
② 原始声音冥想（Primordial Sound Meditation），也称曼陀罗冥想。
③ 超觉静坐（Transcendental Meditation），也是通过沉默深思和重复特殊语句让自己冷静的方式。

✿ 我们每天都会产生成千上万个想法

当我和瑜伽学员们一起聊关于学习冥想的话题时，我听到最多的托词就是："我的想法太多了，我根本不可能坐着不动，什么都不想。"这时我总是会笑着回应他们，因为那正是 2007 年以前的我会有的托词。

大脑的天性就是思考。据说，我们每天会有 5 万～6 万个想法出现，其中的绝大部分和我们前一天所想的一模一样。不必说，大脑是个繁忙的场所。如果你有很多的想法，甚至一天有超过 10 万个想法，这都很正常。有想法说明你还活着，恭喜你！

冥想练习可以帮助我们减少想法的数量，用新产生的想法代替不断重复的想法，还能帮助想法不断演变。这样，你的头脑会变得更加冷静，你的大脑会获得平静，而不是永远喋喋不休。我们身处的社会让大脑高度运转。正当我坐在这里写这些话的时候，我的苹果手机发出"呼"的声音，提醒我有新的邮件。当我听到"呼"的一声时，我就想停下来查邮件。不断响起的电话意味着交流，还有其他让人分心的事儿，一刻也不得安宁。每天做冥想会放慢你的大脑，要将有用和无用的想法筛选并分离出来，这样会让你的生活更加轻松。

在你刚开始冥想时，一切并不容易。你一坐下来沉默不语时，大脑就会有各种各样的话对你说。这时，未经训练的冥想者可能会起身放弃。但是，如果你坚持住，大脑最终会让你安静的。在治疗癌症期间，我从一名执业护士那里学习了引导冥想。她教我观看自己的想法，就像在屏幕上观看一部忽明忽暗的老电影那样。当坐着冥想时，你会看到一个想法在你的脑海中变换，然后，如果你什么都不做的话，它会自己离开。评判它，或者问它问题，会延长想法停留的时间。但是，如果你就是观看它，不管它，它就会慢慢飘走。冥想特别像站在别处看着自己的日常活动，不同的是，你不是在看自己的日常活动，而是在看自己的想法。

我已经学会了完全控制我的想法。你自己就是产生想法的思考者，所以你可以控制你的想法。之前我提到的那名护士告诉我，当你完成自己的"内心对话评估"（详见见证意识段落的描述）时，如果有让自己心烦或不安的想法，可以在那个想法周围放上鲜花，然后不再去管它。你脑海中的图像可以是鲜花、月光，或者任何其他让你感觉美好的事物。不要给消极或不安的想法提供动力，你可以做出选择。通过这样的观察，你会知道你不是想法本身，你是想法的策划师。

冥想不是彻底停止所有的想法，实际上完全停下来也不可能。你可能会体验思考上的停顿，这就是所谓的滑入想法之间的缝隙或空间，但是你不会完全停止思考。我们可以做的是在冥想中使用曼陀罗，把它作为代替想法的一件工具。通常，曼陀罗没有实际的含义，所以不会产生联想。默默地重复一句曼陀罗，通过给大脑其他的任务来取代思考。一种有益的曼陀罗是嗦哈姆（so hum）。这个曼陀罗可以默默地在一呼一吸中反复：嗦（so）的时候吸气，哈姆（hum）的时候呼气。这个曼陀罗可以轻松地使用，并且可以在较深的呼吸中适当延长来放慢你的呼吸。

因为觉得自己想法太多而决定不做冥想，就像担心自己吃得太多而下决心不吃饭一样，真的很荒谬！

❁ 什么都不做或做所有事

人们不做冥想的另一个常见的理由就是："我觉得冥想是浪费时

间，我可以用那些时间做很多事情。"我之前也用过这个借口，现在有时候还会用，即便这个理由严重偏离事实。

冥想可以连接一切。当你冥想时，你就接通了宇宙的能量。我们生活独立，认为自己可以完成所有的事情，达成一切的目标。我们的生活伴随着这样的曼陀罗："我有好多问题要解决""我有账单要付"，以及"我的房子太乱了"等。带着这种心态，我们的努力永远都不会有结果。我们一直在忙，没有时间做自己，也不允许自己做其他事。但正是这种允许会为我们创造开放的空间，让我们所希望的来到身边，无论它是什么。

当你不停地做事、列清单、完成任务、为目标努力的时候，你会遇到多少问题？这种模式下，我发现自己遇到的问题可不少。当你碰到这些拦路虎时，你会生气、沮丧和焦虑。但是如果在遇到同样问题的时候，你随它去，相信自己迟早都会找到解决办法。这么做，你等于是把问题放入了意向表，坐下来安静地冥想，允许解决方案找到你。这样你就能更好、更加有效地解决问题，也不太容易出错。你做事时，在沮丧和焦虑的刺激下，可能会强行铲除道路上的问题，迅速决定，结果可能是错的。你记得这种情况发生的时候吗？

所以，以下是我的建议：冥想时，我们和宇宙能量相连，生命变得更加有序且高效，这并不是在浪费时间。它让抉择变得容易。由于担心、紧张和压力变少了，我们会更好地享受生活，对的人就会在对的时间出现，生活在继续。当遇到另一个问题的时候，你下决心去寻找解决的方法，在开始冥想前陈述该意图，之后随它而去。宇宙会为你处理好一切的细枝末节。

❀ 想知道冥想的原理

老实说，我并不完全了解电脑的工作原理，可我每天都在使用它。我相信电脑能储存数据，在我需要的时候我可以使用这些信息，同时我每天用电脑上网，也就是说我信任电脑。

没有人能完全了解冥想的原理，也不完全知道它为什么有用，但冥想确实有效果。在冥想的过程中，当身体进入平静的状态，唤醒意识的时候，研究人员使用电极扫描脑电波。根据挪威科技大学与悉尼大学的研究人员对非指导性冥想的联合研究[1]，这种放松状态有别于睡眠。冥想时，和睡眠相关的脑波活动 δ 波减弱，而 α 波和 θ 波会增强。因此，冥想时，你的大脑实际上是在处理信息、体验和情感，这可以让事情自己得到解决。

《国际神经科学杂志》上发表的基于超觉静坐的研究表明：这可能就是研究者发现，冥想者的生物学年龄要比他们的实际年龄平均低 5 ～ 10 岁的原因。冥想者们在不断地缓解压力。[2] 如果你还不相信，那么让我来介绍一个成功使用了上千年的工具，可能会有一定的可信度。

[1] 挪威科技大学（Norwegian University of Science and Technology），《脑电波与冥想》（Brain Waves and Meditation），阿尔法·伽利略（Alpha Galileo），2010 年 3 月 19 日，新闻稿，www.alphagalileo.org/ViewItem.aspx?ItemId=70952&CultureColde=en。

[2] 安吉拉·埃克斯坦思（Angela Eksteins），《冥想也许是抗衰老的未来，第一部分》（Meditation May Be the Future of Anti-Aging, Part I），自然新闻网：自然健康新闻和科学发现（Natural News: Natural Health News and Scientific Discoveries），2010 年 2 月 14 日，www.naturalnews.com/028157_meditation_longevity.html#ixzz2UtkbiTux。

✿ 过一种精神上的生活

你可以用直觉导航，练习见证你的意识，观看你的想法、冥想或祈祷。然而过一种精神上的生活同样需要练习正确的行为。多年来，我一直在收集关于精神主题方面的作者和演讲人的建议。虽然我可以在这里讨论得更多，但是我把清单限定在十条以内，让你能每天去做，并和精神上的自己取得联系。

练习感恩

每天清晨醒来后说"谢谢""感谢这美丽的一天""谢谢这个新的机会"。无论是什么让你起床后感到高兴，感谢它。

每次任何人为你做任何事，说"谢谢你"。向你做的每件事表达感恩。当你心情不好时，停下来，找些能让你感谢的去感谢。生命短暂，不要沉浸在自哀自怜中，我们收到了好多的礼物，感恩吧。谢谢造物主，不管你对他了解多少。我们有种把神明当成自动售货机的倾向，现在，我们应该说声谢谢。

创建一本感恩日记，每天都在里面写点东西。如果实在没有，就写："感谢我呼吸着的空气。"

过一个"顶礼致敬"①** 日**

我喜欢这个练习，并鼓励我的所有冥想学员做这个练习。Namasté

---

① 顶礼致敬（Namasté），也作合十礼。当印度人说 Namasté 时，通常是双手合十，两眼注视对方，弯腰欢迎诚意礼拜。Namasté 由几个印度音所组成："Nama"表示鞠躬行礼，"as"指"我"，"té"为你。Namasté 的意思就是"你我互相鞠躬"或"我向你鞠躬"，中文通常解释为您好、欢迎光临及致意。

的意思是"顶礼致敬"。不过这个词的精髓在于："我尊重你内在的光，就像尊重我内在的光一样，我知道我们是一体的。"当你说"Namasté"时，你在向他人的灵魂致敬，而不是她的身体、智慧、职位或者社会地位。灵魂不会穿着普拉达、古驰或者路易威登。换句话说，在宇宙意识中，我们每一个人都是平等的。

选个会遇到很多人的一天，从收银员到同事，再到家人或朋友。把那天作为你的"顶礼致敬日"。在一整天里，直视你遇到的每一个人的眼睛，默默地对这些人"顶礼致敬"。带着尊重他人灵魂的目的去注视某个人的眼睛，这需要花一点时间，但回报却是惊人的。顶礼致敬后，和那个人一起办你的事情。但你要注意发生了什么：对话会有不同的变化，她可能会更多地微笑，你可能会更多地微笑，你们之间的互动会变得更加愉悦、更加理智、充满惊喜。即使第一次并没有什么惊天动地的事情发生，但一整天下来重复这个练习看看，你会发现至少你的感觉是不一样的。

让自己沉浸在大自然中

我们过上了一种"盒子"生活。我们生活在盒子里：从一个"移动"的盒子来到"工作"的盒子里，之后，我们可能会直奔"健身房"盒子，然后回到"家"这个盒子里。你很有可能连着几天压根儿就没有在户外待着超过几分钟。这有悖于我们与生俱来的天性——归根结底，我们是哺乳动物。就在 100 年前，人类还不得不花时间在野外寻找食物、种植粮食、建造和维护栖身之所。即使创造了这些盒子，我们仍然需要和大自然亲密接触，需要通过感受大自然来保持健康。让阳光洒在你的脸上；光着脚在草地上漫步；每天都到户外去散步；清晨坐在户外喝你的咖啡。找到一种方式，让自己每天都能沉浸在大自然之中。

感受奇妙和惊奇

与其带着眼罩过一辈子，一门心思地扑在所有不得不做的事情上，倒不如停下来拥抱你身边这个简单而神奇的世界。一天中花些时间看鸟儿飞翔，看小朋友玩耍，欣赏日落，或者选一条新的上班路线发现点儿新鲜事。

我们倾向于程式化的生活，做事情总是一成不变，我们因此丢失了好奇心。注意到小孩子们几乎对所有的事情都感到惊奇。这个世界如此神奇，有许多新事物等待发现，还有许多古老的东西需要留心观察。

每天花时间大笑

这可能是明摆着的道理，但是只有真正的大笑才能治愈人。牛津大学进化心理学家罗宾·邓巴（Robin Dunba）及其同仁的研究表明，大笑会产生内啡肽[1]和纯天然缓解疼痛的化学物质，该物质同样可经由体育运动产生。[2]

从时常微笑开始，接电话时保持微笑，对清晨咖啡馆递给你咖啡的女士微笑。找些能让你大笑的事情，生活应该是充满欢乐的体验。

---

[1] 内啡肽（endorphins），也称安多芬或脑内啡，它是由脑下垂体和脊椎动物的丘脑下部所分泌的氨基化合物（肽），是体内产生的一种具有镇痛作用的荷尔蒙。

[2] 詹姆斯·戈尔曼（James Gorman），《科学家透露为什么大笑的感觉如此之好》（Scientists Hint at Why Laughter Feels So Good），《纽约时报》（New York Times），2011 年 9 月 13 日，www.nytimes.com/2011/09/14/science/ 14laughter.html?_r=0。

特别是自嘲，可以让你不要太把自己当回事儿。励志演说家及作家里奥·巴斯卡利亚（Leo Buscaglia）说："大笑就像是给婴儿换尿布一样。它解决不了什么问题，但确实能改善状况。"

每天给某个人你的全部注意力

你有没有遇到过这种情况，在和朋友聊天的时候，她却一直低着头看手机，在你说话的时候，她给别人发消息。如果我们要活在当下，并且想和更高的自我以及他人相连，沉浸在当下的练习就显得尤为重要。今天就给某个人你的全部注意力。明天，增加到两个人。要注意当你和他人在一起时电子设备会让你分心。

时常拥抱和接触

人与人之间的接触无疑是健康、安乐和幸福最重要的层面之一。一想到有那么多人在每一天的生活中都没有被另一个人接触过，我就感到难过。拥抱你的邻居、你的朋友、你的孩子，还有你的爱人。找机会去触碰某人的手、肩膀或者脸庞。在如今的社会里，我们变得特别惧怕接触，因为担心潜在的诉讼或者性行为的指控，而让自己和这种人类最基本的需求相疏远。我最小的儿子，只有 7 岁，现在上二年级，他的老师告诉他不能拥抱他最好的朋友，因为学校有"禁止触碰规定"。我在想："这个世界究竟是怎么了？学校竟然教育孩子不能拥抱他们的朋友？"

随意行善

每天，随意地为某人做一些好事。你可以给同事买杯咖啡，请朋友出去吃顿晚饭。可以是件小事儿，不用花什么钱，比如开车时让某人并道。行善就是连结，走出自己和自身的问题。下次你感觉自哀自怜或者悲哀忧愁时，走出去，为他人做点什么。

宽恕、放下、继续前行

宽恕就是被鞋跟踩碎的紫罗兰散发出的那一抹幽香。

——马克·吐温

生命短暂，不要抓着不满和委屈不放。当有人伤害了你，而你无法原谅时，箭中的毒渗入的是你，而不是别人。那个人很可能已经忘记了发生过什么。执着于痛苦，会阻碍你前进。宽恕是源于内心的。你可以告诉伤害你的那个或那些人，你原谅了他们，但为了自身的疗愈你也不是必须要这么做。

一旦你从心里原谅了某人，你就彻底放下了抱怨和不满。不要总是让记忆萦绕在心头。如果某件事已经让你执着了一段时间，那么它就已经占据了你一部分的生命。这个过程的最后一部分就是继续前进。人们成长与改变，和处理关系一样。当你允许自己宽恕，实际上就是在改变。前进是你疗愈和成长的必然方向。

爱，就像没有明天

带着爱绝对是拥抱精神自我的最好方式。在接下来的章节中，我们会更多地关注情感、人际关系和你的过去。但是现在，姑且先说爱就是你能做到的最好方式。观察自己的表现并且付出爱。到目前为止，这是你所做的最重要的事情。

健康的精神

❏ 探究属于你自己的对精神的定义。

❏ 听从你的直觉。当你决定要做的时候感受身体发出的信号。

❏ 留意你做出的选择。确定这些选择是根据社会条件和环境做出的，还是自主选择的。

❏ 留意你的内心对话。写下积极的内心对话，并创建一份计划，转变消极的内心对话。

❏ 学习冥想并且每天练习两次，每次 20 ～ 30 分钟。

❏ 通过亲身体会感恩和付出，修习并过一种精神上的生活。

健康清单

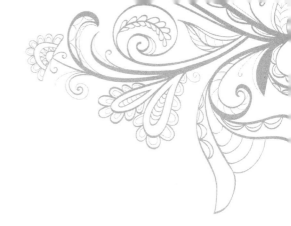

<h1>第五章 健康的情感</h1>
chapter 5 ....

> 如果你的情感能力不受掌控，如果你没
> 有自我意识，如果你无法应付痛苦的情绪，
> 如果你没有感情和有效的关系，那么无论你
> 多么聪明，都不会走得很远。
>
> ——丹尼尔·戈尔曼[1]

　　我的老师们曾说过："你可以做你想做的所有冥想，但是如果你不清理情绪的话，一切都无济于事。"

　　毋庸置疑，身体健康和情感健康之间有着必然的联系。二者紧密相连，有时很难分辨其中的差别。母亲们对这种联系有着敏锐的直

---

[1]　丹尼尔·戈尔曼（Daniel Goleman），哈佛大学心理学博士，专攻行为与头脑科学，现为美国科学促进协会（AAAS）研究员，曾四度荣获美国心理协会（APA）最高荣誉奖项。20世纪80年代获得心理学终生成就奖，曾两次获得普利策奖提名。

觉，比如，她们会知道，清晨上学前，小不点会突然说"肚子疼"。妈妈就会问些问题，最后发现原来是一个同班同学一直在欺负他。当孩子害怕到学校见到欺负他的人时，身体上的症状就会在去上学的早晨表现出来。我曾经听说，星期一早晨突发心脏病的中年男性比其他时间要多。这是巧合吗？还是对工作的恐惧导致了心脏病在那个时间突然发作？

阿育吠陀医学就在寻找这种身心的联系。阿育吠陀的从医者当然会检查身体的健康，观察病人身上任何不平衡的迹象，但是之后会问病人他的生活发生了什么事情。每个人都有故事。我见到很多受慢性疾病折磨的病人，比如莱姆病、纤维肌瘤和全身疼痛。尤其对这些病人，我总是会去寻找情感的因素。这些人要么正在打离婚官司，要么有家庭成员离世，要么和孩子或父母有矛盾，要么是经济上的困难带来的巨大压力。我要再次强调这一点：如果不能疗愈你的情感，你就不可能恢复健康。

我最好的朋友的妈妈在六十岁的时候被诊断出侵袭性卵巢癌。医生告诉她有30%的生存机会，但是告诉她的家人事实上她的生存几率要更低，因为医生说很少看到有人能撑过治疗，更别提活下来了。朋友的母亲不仅战胜了病魔，就在她再次被诊断出癌症——这次是侵袭性淋巴瘤，仍然是30%的概率战胜癌症的时候，她几乎马上就要达到她的五年目标。当她完成治疗，进入缓和状态时，我问她为什么会认为自己又得了癌症。她回答说："我一直都厌恶和憎恨我的丈夫。我的愤怒逐渐消散、放下，并且原谅了我丈夫做的所有错事。只有这样，我才能康复。"她现在还很健康地活着，已经78岁了，比她的丈夫长寿。她说她和丈夫度过了第二个蜜月期。很显然，她看到并体验了情感疗愈的力量。

❀ 你在管理情绪，还是情绪在操纵你

正如人对想法有一定的控制力，你也可以掌控部分情绪。有时我们会在情绪面前手足无措，但是即便如此，我们在觉察到情绪时，仍然能够对其有所控制。我们中有太多人相信自己是情绪的受害者。男人把愤怒归咎于其侵略的天性，女人则将偏执归结为经前期综合征。其实，我们是进化的生物，可以选择不要那么习惯性地神经紧张。当提到我们让什么或不让什么进入自己的身体时，我们就接近更高的智慧。当然，说起我们以某种方式做出反应时，每个人都是不同的，并且这是与生俱来的。瓦塔型有焦虑和紧张的倾向；皮塔型更急躁、爱品头论足、易生气；卡法型则是占有欲强、依赖性强、易伤感、情绪低落，这些是天生的。对这种或那种反应的倾向并不是说你不会感受所有的情绪类型，但是你将意识到自己已经开始以一种特殊的方式做出反应。你可以让情绪这么发展下去，或者选择另一种方式去应对情绪。这样，你就不再是情绪的囚徒了。

不过，有些时候，当你无法控制情绪时，你可以适当地做出反应。当听到一个心爱的人去世或者出了事故的消息时，你可能悲痛欲绝，这的确是正常的反应。但是如果你发现很多年后，你一直都对这件事感到悲哀和痛苦，那么你可能需要清除和了结某些情绪了。

假设你是皮塔型人，你发现自己比往常更易怒。你可以使用自我观察法找出自身皮塔失衡的原因，然后通过饮食、户外运动、呼吸新鲜空气，或者通过找个好朋友倾诉一下，来重新获得平衡。一旦你重获掌控权，就能找到总是频繁发怒的根源了。

作为瓦塔型人，我总是爱担心。当发现过度焦虑时，我会检讨自

己。我会打电话给好朋友，喝些瓦塔茶，晚上好好地休息。一旦我找回平衡，我就能更好地评估这些情绪是不是完全合理和正当的。

你有没有发现自己反应过激，然后意识到那种反应压根儿没用？之后，你就不得不收拾残局，这往往十分尴尬。有一次我看到一张海报，关于反对虐待儿童的，上面写着："在你打孩子之前，从 10 开始倒数。"通常深呼吸、数数，或者换个地方，都可以防止我们用情绪做出反应。

通过练习，你就能像控制想法那样控制情绪，意识到情绪来了又走了。如果我们不给情绪过分的影响力，它会随着时间缓和平息。如果我们适当地处理情绪，它再次回来时的能量就不会超过我们自身的能量。

✿ 建立健康情感生活的方法

阿育吠陀认为，我们不仅仅消化食物和饮品，还要处理情感和体验。当我们不能很好地消化食物的时候，身体会积聚毒素，产生自由基和不稳定细胞，导致癌症或心脏方面的疾病。当我们不能很好地处理情绪和体验时，就会产生其他类型的毒素。情绪毒素会以焦虑、沮丧、悲伤、绝望、生气、暴怒、焦躁或者自责的方式表现出来。你有没有在吃饭的时候和某人发生争执，之后发现饭菜在胃里有些翻腾？这是因为你们的争吵产生了情绪毒素，其显示为饭后的消化不良。

随着时间的流逝，这些毒素不断在我们身体中积聚，如果不经常清除的话，这些情绪就会表现为身体的症状，最终形成疾病。接下来的段落提供了一些方法，包括定期的情绪清理，可以经常用来检查你的情绪。

每天冥想

冥想对情感健康非常有帮助。当你开始有规律地定期冥想时，积聚多年的情感会来到你身边。要知道这是正常的，可以将其看作情感排毒。当你练习一段时间并产生惯性后，身体开始摆脱毒素。冥想为你的情感和身体做着这些工作，所以不必害怕。开始时，你可能会伤心或者哭泣，你可能会想起离开你多年的人。无论感受如何，都允许它发生，因为它代表着过去未能了结的情绪。如果冥想时变得难以承受，可以停下来，写下你的想法和心情。一直以来，你填充的情感越多，就会有越多的情绪涌上来。庆祝吧！你正在变得越来越健康。

冥想对情感健康的另一个积极的影响是你对事件、情感和体验的反应。当你冥想时，你会进入一种平静的意识状态。冥想之后，在一段时间里，你会保持这种状态。在有事发生时，这种无反应状态也会保持完好，所以你往往会有延迟反应或者和平常不同的反应。冥想者通常会说对事情听之任之而不是做出反应。我想解释一下，这就是说，你要从所处的环境中退后一步，让自己像个旁观者那样。这件事你甚至不需要尝试就会发生，这是你冥想练习所产生的结果。

对你的情绪负责

到现在为止，对你的情绪负责是你达到情感健康最重要的层级。很久以前，我读了一本非常棒的书——丹尼尔·戈尔曼的《情商》

（*Emotional Intelligence*）。这本书提出的前提是，如果你的情商很低，那么你的智商是高是低都不重要。当我们遇到举止讨人厌或者在公共场合行为失控的人时，本能地，我们就会知道这个道理。然而，我们的社会更加强调对智商的衡量，通过测验、分数、学位等进行评估。从进入学校开始，人们就不断地根据我们所知道的知识进行比较和评估，一点儿也不重视我们的情感，不在乎我们如何处理情绪和事情，也不在意我们如何对待他人和自己。在现实世界中，成功更多靠的是健康的情感而不是智商。让我跟你分享个实例。如果一个公司的首席执行官总是冲员工发火的话，他就不可能成功地领导一个公司。在两性关系中，伴侣们不应该在事情出了岔子时不断地责备对方，而是应该对自身的情绪负责，这样的伴侣能够更好地解决问题，也能构筑更加成功的关系。

你必须意识到一件事，就是没有人会把你的心情放在第一位。我们对时间、情境、语言可以有多种不同的解读和交流方式。如果消极回应，是因为我们预先对事情本身的观念或想法做出了设定，而与我们互动的人没有义务对我们预设的观念负责。

不要误会，对于特定情况产生任何类型的感觉都绝对没问题。感觉是我们人类生存的常态，我们怎么处理那些情绪才是关键。

让我们假设你在为一个聚会试穿礼服。你询问爱人的意见，他支支吾吾，然后说："让我们看看你穿那条黑色裙子怎么样。"你心里面会消极地将这个评论解读为："他不喜欢这件礼服"或者"他认为我不够美"或者"他觉得我很胖"。无论是哪种消极的理解，那时你都可能感到排斥、失望、伤心、愤怒或挫败。无论你感觉到什么，掌控它。当我们掌控了一种情绪，这种情绪就会趋向消散。

所以，让我们假设在上面的事例中，你很失望，因为你怀疑爱人在暗示你"胖"。但是你的爱人只字未提"胖"这个字，他只是建议你试穿另一条裙子而已。很多触发强烈情感的情境都是基于臆断而并非确认的事实。然而即便你的情绪完全合情合理，也要记住那些只是你的感受而已。

在情绪发生时处理它

忽略情绪就像忽视一个执拗的小孩。这些情绪会让你一直烦心，直到它们得到想要的。我们试图像对待概念那样认识情感，像身体感受情绪那样理解感觉，也就是说，我们既用大脑也用身体来感知情绪，仿佛它们有两种不同的形式。情感的实例包括爱、欢乐、愤怒、沮丧或者失望。身体上，我们可能感觉爱像是心中的一道亮光、轻盈的头脑或者胸中小鹿乱撞。此外，我们可能会感觉愤怒是头脑"发热"，胃里翻江倒海，或者肌肉紧绷。

在对你感受到的一种情绪负责之后，确定这种情绪：喜悦、悲伤、爱慕、愤怒、憎恨、沮丧、迫切、焦躁或者绝望。一旦确定了情绪，感觉你是在身体的什么部位察觉到它的。有时当你沮丧时，你把它和身体联系起来，你感到很饿，肚子咕咕直叫，并不是当下的情形使你沮丧。或者可能你消极地回应一位同事，但是当你把手放在头上去感受这种情绪时，你就会得出结论，这股愤怒源于几分钟前你读过的一封邮件。

确认情绪并与身体相联系的一个很好的方法就是问自己一些问题：

· 我是什么感觉？

· 我感觉它在我身体的什么部位？

· 为什么我认为要用这种方式回应？

· 我之前有没有对类似的情况做出这种反应？

· 我是否看到做出不同反应的可能性？

自始至终，对自己保持不偏不倚的客观态度，你只是在收集自身反应的线索而已。

然后关注你的身体。你可能想深吸几口气，让深呼吸到达正在感受不适、对情绪做出反应的身体部位。呼吸之间，你会注意到这种不适感会开始随着你的关注而逐渐消散。

有意识地做出选择

一旦你对感觉有了意识，你就可以选择是否想要与之为伍。你可能坚信除了感觉它们以外别无选择。但事实上，选择权一直在你手里。我们过去的反应就像条件反射那样总是神经紧张，所以会认为除了和一直以来的反应一样，我们别无选择。然而，事情远非如此。让我们绕回礼服的例子吧。如果你表现出沮丧是因为你认为爱人说你胖，那只是众多反应中的一个。你本可以把他的回应解释为以下的方式，"或许他只是喜欢黑色"或者"可能他想多几个选择，然后再给出建议"。这两种解读都更加中立，你说是不是？

让我们假设你开车去上班，有人忽然在你前面毫无征兆地强行并线。你最初的情绪反应会怎样？很多人都会愤怒或者生气，想不通有人居然如此不考虑别人。但是如果你对自己说："嘿，可能那个人开会迟到了"或者"可能那个人刚收到什么坏消息"，甚至"可能那个人需要赶紧到什么地方去上洗手间"。以上这些情景是不是都有可能呢？你自己有没有过类似的经历，很着急的时候无意中抢了别人的车道？

就像你看到的那样，一个假设的刺激或情形可以创造任何你选择的情绪反应。如果你抗拒解读它，或者如果你对许多不同的解读有兴趣，不知道哪一种才是对的，你可以选择冷静、保持好奇，避免做出无用的反应。

但是我们假设一种情况的确会激起你强烈的情绪反应。假设你邀请一个朋友看一部你非常想看的电影，你的朋友却迟到了，害你错过了开头。这个特殊的朋友过去也总是迟到，当你看到朋友走来的时候，你压下了失望、愤怒、沮丧，甚至暴怒，你说："噢，没关系，我们只是错过了几分钟而已。"这样的反应并不会让你做出有意识的选择，因为你正在感受负面情绪，只是在否认而已，而不是用一种健康的方式对你的朋友表达情绪。放心，这些情绪会在之后不知不觉地出现，你的感觉和表达方式并不同步。为了让它们同步，你可能需要告诉你的朋友："你是我的好朋友，我很爱你。但是你不守时的坏习惯让我觉得很失望，因为我需要你尊重我的时间。以后你可不可以提前15分钟出门，以便准时赴约。"这种方法，在马歇尔·罗森柏格博士（Dr. Marshall Rosenberg）所著的《非暴力沟通：生命的语言》（*Nonviolent Communication: A Language of Life*）中被称作"觉知沟通"，是我们处理情绪的一种健康的方式。

过程导向而非目标导向

成长需要时间。我们努力学习、认真工作，争取成为好的父母和朋友，但却无从知晓如何与情感共处。就像其他需要努力改进的事情一样，建立健康的情感生活也需要时间。通过练习、试验和犯错，你将到达自身的更高层面。无论年龄几何，你都需要很长时间来养成情感回应的习惯。不要期待立竿见影的效果。当你练习冥想并培养见证意识的能力时，你就开始观照自己、自己的情感、自己对处境和他人的反应。通过开始意识到自己的情感反应，你会注意到你想要做出的改变。在你观察的时候，始终留意转变的渴望。注意每天有什么不同，留心诱因。比如，如果你是皮塔型，你没有吃午饭，已经到下午两点了，你的情绪诱因可能源于饥饿。或者如果你是瓦塔型，一整天天气都很冷，刮大风，你的反应可能就是身体不适所带来的结果。和我们亲近的人会受到自身经验的触发。你可能会发现生活中的某个人知道如何激怒你，他们对你扣动了情感的扳机。当你留心自己的反应时，写下来，做一个计划来改变你的诱因反应。诚实地面对自己。如果你爱的人或者朋友指出一些会诱发你情绪反应的因素，不要生气或烦恼，看看自己的内心，看看那是不是真的。

为你每次尊重改变的渴望而庆贺，享受看着自己情绪不断成长的过程。

✿ 每种督夏的情感清理

以下是根据你的督夏，重获情感平衡的便捷指南。

瓦塔型

瓦塔型人容易紧张和焦虑，需要注意这种倾向。由于瓦塔型人空和风所占的比例更高，因此必须让自己脚踏实地。当发现自己烦恼时，应确保你的饮食均衡并保证充足的睡眠。每天同一时间睡觉和起床。吃温热的食物，不要吃干冷的食物。为自己做一份计划并努力坚持下去。当一种处境、工作、关系或者感受开始变得不舒服时，不要立刻做出改变，试着坚持一下并顺势而为。在生活中创造稳定，你会发现焦虑会逐渐平息。写下两三条鼓舞人心的话语，在你特别紧张或者担忧时可以对自己大声朗读或念出来。常用的似乎对焦虑有效的句子是："一切都会过去。"另一句可能是："放手，交由命运。"无论你选了什么句子，经常自己念一念，直到这些话成为一种习惯（第二天性）。

瓦塔型人可以通过创作和创造性的表达来处理情感。写作可能是瓦塔型人解决问题和清理情感的很好方式。在床头放个日记本，写写你希望从身心中清除的感受。写信也有帮助，无论你是否将信件示人。画画可能是另一个情感清理的出口。运动对瓦塔型人也是自然而然的方式。通过跳舞处理情感——把音乐声音调大，舞动身体赶走情绪。或者拿出旱冰鞋，在滑动中疗愈情感，这可能正是阿育吠陀医生所要帮助你做的。

皮塔型

失衡的皮塔型人有苛责、焦躁、说三道四、愤怒和支配的倾向。如果你的身心类型为皮塔，你可能已经注意到或者有人告诉过你，你有这些特质。通常，皮塔型的人追求完美会显得挑剔。要提醒自己，人无完人。同样，皮塔型人总是对自己太过认真。当你发现自己太严肃时，要学着自嘲。生命太短暂了，不要抓着根本不重要的事情不放。在事情看上去没有按照你期望的方向发展时，不要责怪别人，而应看看自己在这个处境中做了些什么。如果你没出什么力，那就吸取教训、继续前进，或者可能发誓下次自己会起到积极的作用。你的解药可能是无忧无虑的状态。学着在情境中加上幽默，不过不要以取笑别人为代价。当发现自己太过激烈火暴时，花时间让自己冷静下来，看看喜剧表演或者搞笑电影，然后回过头来看看那个情境或者情绪，是不是会轻松一些。

你的情绪之火还会控制你的身体。找一找是不是有胃酸反流、烧心、皮疹、痤疮或者腹泻的迹象，这些就是你允许皮塔失衡的表象。如果你感到胃里很热，就把手放在胃部，看看情绪是不是在那儿。想法和情绪息息相关，所以当你的手停留在胃部时，你会接收到相关的情绪，留意产生了什么样的想法。或许你最近的经历导致了一些混乱，使你生气，相应的胃里会有感觉（转化为譬如胃酸反流的症状），生气的感觉和使你愤怒的经历全部搅在一起。了解导致出现的症状与情绪和感受相连，可以帮助你学会与情绪沟通，并对你的感觉负责。作为皮塔型人，你的倾向是，要么在谈话中责怪他人，要么开始批评挑剔。最好在事情发生时就能意识到，好让自己留心注意。记住，你不是过去反应的囚徒，你可以在当下选择新的反应。

说起情感清理，皮塔型人在大自然中最健康。徒步登山或者沿着溪流远足，或者骑自行车旅行，对皮塔型人都很好。皮塔型人享受运动和竞赛时，可能并不是清理情感的最佳选择，因为皮塔型人在竞赛中情绪会特别激动。在一种美好舒服的节奏下长时间游泳会帮助皮塔型人在筛选内心情绪时保持冷静。当欣赏美丽的落日或者赞叹地球之美时，想着最近的情感或者你希望清理的情绪，你将发现更包容、更温和的解决方式会在那时来到你的身边。虽然火种会燃烧破坏，但也会带来温暖和光亮。选择自己能为他人带来光明、温暖和激情的那一面。创作一些励志的话语，或者写下几句名人名言，让自己在情绪失控时保持谦逊、冷静和从容。以下是两句有助于指导自己的语录："温柔的人有福了，因为他们必须承受土地"（马太福音第五章第五节）（Blessed are the meek: for they shall inherit the earth. Matthew 5:5），以及维克多·雨果说的："欢笑是太阳，驱散人们脸上的寒冬。"

卡法型

卡法型由水和土组成，会很轻易地落入其督夏的沉重之中。卡法型人失衡时，会很快长胖，导致情绪不安。当卡法型人情绪化时，他们往往会退缩，变得意志消沉。惰性会随之而来，之后卡法型人一心只想坐在沙发上。关系上，卡法型人会变得过分依赖或者占有欲很强。好的一面是，因为卡法型人是很稳定的，需要累积很多情绪才会变得心烦意乱。卡法型人可能会经受很多情感上的打击，之后才会完全退缩。

如果你主要的身心类型为卡法，就要小心自满的情绪。当发现自己健康的饮食习惯半途而废，并不断想吃甜食或者油腻的食物时，问问自己情感上是否出了什么问题。如果你一直坚持锻炼或者每天都出去散步，而突然有一天中断了，就要弄清楚停止前发生了什么事。由于卡法型人享受循规蹈矩的稳定感，你可能会注意到中断的发生通常有一个原因：可能是你上班时特别不顺；或者是你和你爱的人发生了争执，一直没能化解；某件事导致你违背了健康的习惯，让你更容易产生惰性。

当你意识到情绪失衡的根源时，迅速想一个能让自己行动起来的计划。卡法型很好的活动方式就是行禅（walking meditation）。在你思考自身情况或者处于情绪变化的时候，尽可能地多走，在行走中解决它。作为卡法型人，了解自己会在事情变得过于棘手时退缩。学会如何迅速地处理情感，而不是压制情绪让问题积聚，这样做会帮助你保持平衡。在你处理好自己情绪的时候，用食物之外的东西奖励自己，去做个按摩，或者和朋友一起做个美甲；如果你是位男士，可能会想要双新的运动鞋或者买张体育赛事的门票。

实践

你的专属情感疗愈计划

我们每个人都有诱因，观察你自己的诱因并且创建一个计划来阻止情绪失控。有了计划，你就可以在情绪产生时处理它、解决它，然后继续前进。花点时间，完成以下的提示，然后写下你的计划。

• 当我心烦意乱时，我注意到身体上产生的三种情况：

比如："我会紧紧咬住牙关"或者"我会头疼"。

1.

2.

3.

• 我对诱因的三种典型情绪化反应：

比如："我会吃糖"或者"我开始大叫"或者"我会贸然断定他人的想法或感觉"。

1.

2.

3.

• 我在心烦意乱时的三种典型感受：

比如：愤怒、恐惧、焦虑、沮丧、懊悔、失意、悲伤、疯狂、恼怒。

1.

2.

3.

• 三个让我难过的人或者情况：

比如："当有人迟到时"或者"当屋子太乱时"或者"我的兄弟（或姐妹、配偶、父母等）"。

1.

2.

3.

实

践

现在，向自己保证会始终控制情绪。你不是情绪或者过去反应的囚犯。从现在开始你可以选择不同的行为和反应。神经紧张不是一成不变的。你在任何情况下都可以做出无数的选择。以下是一些可能的情况：

• 当我发现身体由于情绪而变得紧张时，我会：

比如："慢慢呼吸""从一数到十""闭上眼睛感受它""散一小会儿步"，或者"冥想"。

• 当我受到刺激做出情绪化的反应时，不是做出破坏性行为，而是会选择：

比如："问问题而不是直接指责""暂且相信他人的话"，或者"在脑海里构想一个可能发生的事情的积极版本"。

• 我对一种情况的负面情绪可以通过转变观念发生

实践

逆转，像是：

"恐惧可以变为质询"或者"悲伤可以变为感恩或爱自己"。

• 通常会烦扰到我的情况或人现在会让我快乐和好奇，因为我有无数种可能的反应作为选择，像是：

"我承诺自己，如果一个朋友总是迟到的话，我就离开而不是变得心烦意乱"或者"我会列出一份清单，上面全是我的妈妈（爸爸、姐妹、兄弟、伴侣或朋友）为我做的美好的事情，我会把注意力放在我们天赐的缘分上"。

• 当我及时有效地处理好情绪时，我会犒劳自己。

比如："给自己买束鲜花""吃块歌帝梵（Godiva）巧克力"，或者"在我的度假储蓄罐里放些钱"，或者"去做个按摩"。

承诺每天阅读"你的专属情感疗愈计划"，直到它变成你内心对话的一部分。

健康清单

情感疗愈

❏ 研究你平常的反应，看看它们是否和你的阿育吠陀身心类型同步。

❏ 确定你是会控制情绪还是会让情绪左右你。

❏ 每天练习对自己的情感负责。

❏ 完成"你的专属情感疗愈计划"。

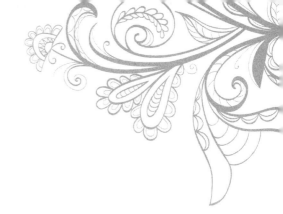

第六章

chapter 6 ··

疗愈你的过去

过去不等于将来。

——安东尼·罗宾斯 [①]

　　有时，你可能会想，为什么你的生活停滞不前。你打算得很好：计划好成长、疗愈，朝着自己的希望和梦想的方向前进。但是似乎有什么东西在拖你的后腿。当这种情况出现时，回顾以往未能解决的问题可能会有所帮助。我们所有人都有些并不那么愉快的经历。但是我们对发生了什么及为什么会发生的解读和印象是导致我们一直走不出来的原因。在转轮的这根辐条上，我们会探究如何战胜并超越自己的过去。

---

① 　安东尼·罗宾斯（Anthony Robbins），演说家及潜能开发专家。其所开创的激发人的潜能、追求人生成功的理论和方法是建立在神经语言学理论基础上的。

✿ 你有什么故事

每个人都有故事，这些故事就是我们的过去。我们可能会重复这个故事，只对自己、只对他人，或者对两者都有重复。通常这个故事会像穿着铅衣那样压得人喘不过气，阻止我们在生活中继续前行。即使不会如此，至少也会让我们时不时地慢下来。我们利用自己的故事作为借口，不去冒险或不去改变人生轨迹；我们利用自己的故事博得同情或怜悯；我们把自己的故事当成面具，不再以真实的自我示人。

那么你的故事是什么呢？

它可能简单，抑或冗长，可能需要把他人或者某个人考虑进去。故事以结论的形式存在，是唯一的体验或者是反复的感受。一直以来，你的故事都使你成为一名受害者。

以下是一些人们讲述的故事：

- 我小时候受过虐待。
- 我是被遗弃的孩子。
- 我们过去很穷。
- 我8岁时，爸爸抛弃了家庭。
- 我是癌症幸存者。
- 我来自破碎家庭。
- 我是单亲母亲／父亲。
- 我有糖尿病。
- 我有抑郁症。
- 我没有得到像兄弟／姐妹一样的机会。
- 我是家里排行老二的孩子。

- 我爸爸是个酒鬼。
- 我的父母都是移民。
- 我的父母厌恶对方。
- 我是"聪明的"那个。
- 在学校，大家认为我是个书呆子。
- 我很胖。

> **实践**
>
> ### 关于你过去的故事
>
> 你会对自己和他人重复哪个或哪些故事？想一想，至少写下两个故事。

写下故事后你有什么感觉？感觉好多了？和以前一样？你有没有感觉你的故事很熟悉，就像个老朋友一样？你感觉自己的故事有力量吗？

我敢打赌你会觉得故事很熟悉并且可能会感觉舒服一些，甚至会感觉很安全。但是我同样敢说，这故事没有什么影响力。你的故事一直以来都是一种方式——让真正的你隐藏起来。它一直让你处于不变的状态，阻止你前行的步伐。在某种意义上，你的故事是你为自己制造的借口，不去努力，不好好照顾自己，不按照自身的达摩生活。现在我要你做件极端的事情，找根钢笔、铅笔或其他你用来写下自己故事的书写工具，把故事划掉，彻底把你的故事一笔勾销。要在生活中获得成功，你不需要这故事。你正在前进的方向上不需要它，它是你的过去。即便一部分故事现在仍在发生着，但通过划掉它，你下定决心，让它随风而去。

让我解释一下为什么这很重要。尽管你的故事中有些事是真的，但另一部分却是个谎言。我再说一遍，你的故事，尽管真实，可只要有一点是虚假的，那么这个故事就站不住脚。让我们假设你的故事是这样的："我很胖。"你可能甚至会夸大一些说"我已经胖了好久了"或者"我一直都是个胖子"。

好吧，你的身体可能有些胖。但是那就是你吗？你一直都是个胖子吗？真的？刚出生的时候，在你生命中的头几天，你也是胖子吗？你生命中难道没有过不胖的时候吗？哪怕一天？为了改变"我很胖"而不断重复它，这么做有用吗？

相反，可以把你的故事变成类似于："我正走在通往健康和减轻体重的路上。"即使你不确定能否做到，但是你渴望它，你就在那条路上，对吧？这样说是不是更加准确？是不是比说"我很胖"要有力量得多？

让我们再看另一个故事，"我是被遗弃的孩子"。

同样，这也只是部分真理。如果你今天在这儿，正在读这本书，有人把你抚养长大，可能不是你的亲生父母，但是某个人出现了，可能是你的祖母、姨妈、继父母、养父母或邻居。这个人承担了家长的角色，帮助你变成今天的自己。转变观念会帮助你改变故事并给你力量。"我是被遗弃的孩子"的说法可以变成："我的父母谁也不能照顾我，但因为他们太爱我，所以让我的祖母把我养大成人"。

实践	**你的新生活**
	现在你已经将过去的故事一笔勾销，为自己写下至少两个新的故事吧。

　　你的故事已经根深蒂固了，在彻底改变它之前可能需要花些时间。每次想起过去的故事，就转换成新的。记住，虽然过去的故事有一些是事实，可是新的故事也一样。这只是选择的问题。将你的注意力放在新故事上，让生活继续向前。

✿ 了解为什么你会有过去

　　过去很复杂。有些人的过去一帆风顺，另一些人的过去则坎坷崎岖。我们的经历背后的含义是很难理解。如果你有一个艰难的过去，可能会想生活是不公平的；如果你有一个顺利的过去，可能会想将来会发生什么。阿育吠陀的知识来源吠檀多①认为，我们的过去不仅仅是此生的，还是累生累世的。无论你选择相信什么，你的过去和所有的经验教训使你来到今天。你有没有在苦难中这么想过："为什么在这个世界上我要经历这个？"之后发现它是有意义的吗？在大局中有个更加宏伟的画面。有时我们会得到问题的答案，有时则不会。

　　吠檀多的表述告诉我们："生命在痛苦和快乐的两岸间流淌。我们两边都会碰到，但不会在任何一边停留太久。"这和西方常说的"一切都会过去"，差不多是一样的意思。在心中，我们理解生命事实上像一条河，我们永远都是二分法，好与坏、贫与富、困苦与安逸。我们经历一件事的时候，不仅是去见证，还要学会它教给我们的东西。冥想练习会为我们带来见证意识的能力。我们的才智会让我们学到经验并

---

① 吠檀多（Vedanta），意为"吠陀的终极"，也为"吠陀的末尾"。原指《吠陀》末尾所说的《奥义书》，后来逐渐被广义的理解为研究祖述《奥义书》教理的典籍。

继续向前。

在情感疗愈的章节中，我们对自己的情感和行动负责。学会从过去的事情中吸取教训、承担责任是非常有帮助的。通常，那些经历事情后难于前进的人，是深陷于受害者心境或受害者意识之中的人。如果读到这里你对自己说："我从来就不会这样，我不会停留在受害者的意识当中。"那么请再仔细想一想，事实上我们所有人都曾经这么做过。

让我来举个例子。你有没有收到过超速罚单？在从罚单数额的打击中恢复过来后，你开始对他人解释发生了什么。你会这么告诉他们吗？"我开的比最高限速快，违法了。警察注意到我的车速，叫我靠边，给我开了张超速罚单。反正，我知道我是罪有应得，因为我违法了。"你听过有人这么说吗？

事实上，我们通常会说或者会听到这样的话："那是警察抓超速的埋伏点"或者"所有的车都开得超快，我得跟上大家的速度"或者"到月底了，警察需要完成任务"。

我们中的大多数人都会选择受害者意识，因为这让我们看上去像个英雄，而他人像个坏蛋。但是这么做对我们的灵魂有什么用处呢？只会让我们深陷在过去不能自拔。过去变成我们故事的一部分，我们抓住不放，让我们不能继续前进。最终，我们要对自己所有的行为和反应负责。无论是有意识的还是无意识的都无所谓。如果学到了这条经验，你都不敢相信会产生怎样的个人成长。

"我要对自己所有的行为和反应负责。"这句话可以作为你每天重复的曼陀罗，帮助你疗愈过去。"嗯，如果，"你可能会问，"我的确经历过不是我直接负责的事情怎么办？"

让我们假设，你是儿童虐待、配偶家暴、强奸或其他暴力形式的受害方。我不是说你要对这类事情负责。很明显，在这样的实例中，你曾是个受害者。但是这里的关键词是"曾"。无论事情曾经多么悲惨或不幸，但是它已经发生了。有些事情太过痛苦，需要花很长很长的时间才能恢复。你不需要对这些事情负责，但你要对这些事情如何影响你的现在和未来负责。有很多的故事和实例，关于大屠杀或者其他种族灭绝的幸存者，还有孩子被杀害的母亲，原谅了那些凶手。我从没有过那样悲惨的经历，我不会假装说能够轻易地原谅犯下罪行的凶手，但是确实有人吸取了经验后继续前行。

你过去发生了什么并不重要。重要的是，它对你的现在和将来产生了什么样的影响呢？

✿ 吸取教训继续前进

生命给予我们考验和教训，这非常清楚。如何处理这些考验和教训是你的选择。在学校，如果你完成课程，参加考试，考了高分，那么你就能进入到下一个阶段了。生活也是一样的。你是否发觉了自身的弱点？并且发现同样的教训总是由于这个弱点而不断地跳出来？如果是，那就是因为你还没有从中吸取教训。当你最终明白"吃一堑长一智"的时候，宇宙会告诉你，"现在是时候继续前进了。"你知道那将会带来什么吗？更多的教训！但这是有趣的部分：一旦你意识到了这点，你就能乐在其中了。

我生命中不断出现的主题是耐心。我一直都在与不耐烦做斗争。我妈妈不断重复的忠告："忍耐是种美德"——伴随着我并让我一直沮丧到成年。可以说，我的不耐烦一直把我害得很惨。我自绝后路，错失良机，还因为不耐烦损失过金钱。虽然很慢，但可以确定的是，我逐渐吸取了教训。尽管我花了四十多年时间，可我学会了"退一步海阔天空"，而不是强迫事情发生。既然我意识到了生命中的这个教训，我就可以做出选择了。如果发现自己很不耐烦，我可以选择耐心一些。这么做可以做回一个拥有无数选择的人。

假如你不断重复的主题是受虐关系。首先是从一名家庭成员开始，再到配偶或者工作中的上司，以及其他人，你有一连串的虐待关系。你如何从中吸取教训呢？问问自己以下这些问题：

1. 这些关系在试着教会我什么？
2. 我需要在语言上和非语言上坚持什么来让我变得更强大？
3. 我怎样才能走出受害者的角色从而掌控自己的命运？
4. 我需要从吸引这类关系的自身行为模式中学到些什么？
5. 我在虐待关系（或不止一种）的持续过程中获得了什么？

同样，你无须对在虐待关系中忍受虐待负责，但是你要对自己的现在和将来负责。通过回答这些富有力量的问题并设定目标，从过去走出来，你将帮助自己得到经验。不断重复的主题可能不再是被虐待，它可能是贫困、失败或者上瘾，也可能是拖延或者很难去爱。无论是什么，找出过去不断重复的主题。

要想疗愈过去的伤害，有时简单得如同做出一个决定，比如，"我不再允许自己进入一个虐待关系中"或者"过去发生的一切不会决定我的未来"。其他时候，疗愈则是个漫长的过程，需要寻求专业的帮助。然而，如果将专业的帮助与冥想、自我意识、对自己负责以及有意识地做出选择联系在一起，整个进程就会快得多。

❀ 七大脉轮：打开阻塞的能量

不管我们治愈过去的能力如何，总会残留对过去的印象。这种残留不仅以毒素的形式存在于我们的细胞和组织中，还留存于我们的能量体中，这一方面同样也会赋予我们生命力或生命能量。梵文中，能量叫做普拉那。我们每一个人的身体中都有能量中心，叫做脉轮。"chakra"一词的意思是"轮"。人体有七大主要的脉轮，从脊柱的底端一直通往头顶。如果脉轮或者能量中心的概念对你来说过于抽象，那么就可以把它想成具有情绪、感受、个性和精神的身体部位。

一个简单的例子就是你的心。心脏是身体的一个部位，同时最常与心相连的情感是爱。爱的经验和你的心还有过去所有的一切相连。你个人的心和爱是你表达爱的方式，灵性与心的联系以自爱到爱更高的存在而存在。

要疗愈过去，让现在的自己变得健康，并在未来一直保持健康，你可以检查脉轮，发现是哪里阻塞了能量，这样能为你指出疗愈的方向。

当我闯过甲状腺癌这一关时，我下决心要找出为什么癌症会产生的全部原因。本能地，我知道疗愈的道路，其中包括我带入生活的信念——让我有力量把癌症赶出我的生活。28 岁时，我告诉自己："我已经从甲状腺癌中吸取了教训，所以我再也不会得癌症了。"通过我的自我发现之旅，我知道了七大主要脉轮，甲状腺位于第五大脉轮上，或者是语言表达的脉轮上。

当我知道这点后，我从自身去探查，发现我一直在阻止自己充分地表达自我；或者换句话说，我阻塞了脉轮。纵观我的健康史，回顾我患甲状腺癌症的时期，我发现，我这一生中，所有的疾病都是从喉咙开始的。在孩童时期，我就经常会得脓毒性咽喉炎或扁桃体炎。17岁的时候，我患上了单核细胞增多症，我的喉咙由于脓肿，部分闭合，不得不通过手术打开。其中的信息十分明确：我需要解决我喉咙脉轮的问题。对我来说，口头上向爱的人表达真实的自我一直都是个挑战。然而，我始终没有意识到这点，直到我获得了脉轮的知识。我必须通过直面恐惧的艰巨任务，然后真诚地向爱人表达自我。发现阻塞的源头后我如释重负，尽管在实现那部分自我上花了些时间，但我相信喉咙上的疾病将一去不复返，现在我彻底治愈了第五脉轮。

上大学的时候，我学习了爱利克·埃里克森①的儿童心理发展阶段。他的理论前提是儿童必须在特定的年龄经历某种发展阶段，如果成功跨过，则下一步的发展将会使孩子获得社交和心理上的成功。七大主要脉轮的层级划分和心理发展有异曲同工之妙。

在七大脉轮中，前三个专注于身体，第四个是物质或身体与精神之间的联系，其余三个为精神属性。如果你成功地打开并校准前三个脉轮，你将获准接近更高的脉轮。还有可能始终卡在第一、第二或者第三脉轮中，永远都无法行进至更高的脉轮。如果你解决了脉轮中的阻塞，你将获得更敏锐的直觉、更健康的身体，以及更多的爱、幸福和欢喜。

在打通阻塞的脉轮时，首先，15分钟的冥想会很有帮助。接着，

---

① 爱利克·埃里克森（Erik Erikson）：美国精神病学家，著名的发展心理学家和精神分析学家。他将心理的发展划分为八个阶段，指出每一阶段的特殊社会心理任务，认为每个阶段都有一个特殊矛盾，顺利解决矛盾是人格健康发展的前提。

继续闭着眼睛，将意识在每个脉轮上停留 3 ～ 5 分钟。你的身体会告诉你阻塞的位置在哪里。你可能会感觉一种通畅感，一种中间状态，或是一种能量封闭的感觉。若脉轮通畅，你会感觉能量在其中自由地流动，就像空气在脉轮中贯穿循环一般。当脉轮处于中间状态，既不通畅也不闭塞时，你仍会感受到能量，但不是完全自由流动的那种能量。由于我们的身体不断地在平衡与失衡中交替变化，中间状态并不代表着阻塞，可能仅仅是个瞬间状态。比如，如果你刚吃完饭，把注意力放在太阳轮 ① 上，可能会感到其活动，但并不是完全通畅的脉轮，这是因为有食物在胃里的缘故。闭塞的感觉可能是某种硬硬的感觉，就像难过时哽在喉咙里的肿块那样。

　　如果你察觉一个脉轮为中间状态或有闭塞感，将意识停留在那里，看看是不是能感受到与那个脉轮有关的什么事。你可能会想起些什么，或者过去的症状可能会重新在身体上显现。随身带一个笔记本，做这个练习时，随时写下想起的任何事或者你的身体感觉。如果有很多的记忆和感觉都和某个特定的脉轮相关，在接下来的几天，每天花点时间将你的注意力集中在这个脉轮上。通过持续的关注打开脉轮，你将发现自己会接收指引，会知道要做些什么来释放那里的能量。继续记笔记，把冥想练习和日常活动时的想法记录下来。

　　如果有必要，你可以借助一些手段和方法帮助自己打开脉轮。可以将每个脉轮想象成一种颜色，反复诵读脉轮的曼陀罗，佩戴与阻塞脉轮相对应的宝石等都有一定作用。每个脉轮都有对应的瑜伽体位，当然还有调息和冥想，所有这一切都可以协助打开脉轮。

---

① 太阳轮（Solar plexus chakra），也叫太阳神经丛轮，位于肚脐上方与胸骨下方的横膈膜上。

当想到每个脉轮的部位时，将其想象成一个厚实的、不断旋转的能量轮，从身体的前部滚至身体的后部。如果你是站立着的，这个"轮"则与地面平行。

根轮：海底轮（muladhara）

这个脉轮包含脊柱底部、会阴以及前三节椎骨。土元素主导着海底轮，代表安全、稳定、基本的需求以及信任。当海底轮均衡时，你会有安全感和确定感，你基本的身体和需求将会得到满足。失调的海底轮会产生不牢靠、不确定和不信任的感觉。海底轮建立基础的时期是从出生到 7 岁这段时间。

检视你的过去，看一看你可能在海底轮中形成阻塞的部位。比如年幼时有直系亲属离世、离婚、父母亲失业、频繁搬家、经济损失或者贫困等，都会导致海底轮失调。无论何时，如果我们的根基动摇了，基础脉轮就会出现不平衡。

导致根轮失调的可能还包括肥胖、痔疮、便秘、坐骨神经痛、退行性关节炎、神经性厌食、膝伤困扰、贪婪、暴力行为、恐惧、焦虑或缺乏安全感等。

海底轮对应的颜色是红色，曼陀罗声音为"莱姆"（Lam），与之相对应的宝石是红宝石和石榴石。任何基础的瑜伽姿势都对海底轮有好处，比如莲花坐式（Padmasana）、膝胸式、蜥蜴式以及摊尸式（Sivasana）都可以打通并校准这个脉轮。

创造与生殖轮：本我轮（svadhisthana）

第二个脉轮掌管我们的创造力和性能力。位于耻骨以上到肚脐以下的位置，包括骶丛①。水是第二脉轮的基本元素，包括血液循环、排尿、排泄、以及分泌性和生殖的体液。本我轮用于扩张，创造性能量是具有扩张性的，无论是生殖还是创造新事物。扩张会带来增长，未能充分发展的创造会导致衰退。在本我轮中，欲望、情感和愉悦像水般流动。养育的本能根植于本我轮中。健康的本我轮会带给我们和爱人健康的性生活、健全的性功能、女性正常的月经周期、工作和娱乐中的满足感以及创造性的爱好。阻塞的第二脉轮会导致性功能障碍，子宫、膀胱或肾脏疾病，性器官疾病，上瘾、猜忌、嫉妒或悲观情绪。第二脉轮的成长期在 8～14 岁之间。

本我轮的颜色为橙色，曼陀罗声音为"瓦姆"（vam），宝石为珊瑚。帮助打开和校准本我轮的瑜伽动作包括流畅的动作，比如骨盆摇摆、髋关节摇摆、卧蝶式、束角式和眼镜蛇式。练习腹式深呼吸，通过有意识地扩张和收缩腹部可以把能量传递到下腹部和第二轮。

太阳神经丛轮：脐轮（manipura）

脐轮，也叫正道轮，被认为是安放自我的地方。我们通过第三脉轮向外界描绘自我。这是个人力量和意志的脉轮。想象肚脐周围有一个巨大的圆环，一直向上延伸至胸骨，这个圆环包含了太阳神经丛轮。正同它的名字那样，太阳神经丛轮由火元素主导，是身体必需的营养消化和吸收的场所。火元素为我们提供工作中所需的"干劲"。太阳神经丛同时还是自尊心的所在地，可以帮助或阻碍我们的生活。在校准状态下，我们的行为无私。而失衡的第三脉轮会导致我

---

① 骶丛（sacral plexus），由腰骶干以及全部骶神经和尾神经的前支组成。

们沉迷于获取凌驾于他人之上的权力。阻塞的第三脉轮会导致新陈代谢紊乱，比如糖尿病、低血糖以及反酸和溃疡。第三脉轮的成长介于14～21岁之间。

脐轮的颜色为亮黄色，像太阳一般。事实上，脐轮这个词的意思为发亮的宝石，曼陀罗声音为"燃姆"（ram），其宝石为琥珀和黄玉。第三脉轮的调息包括风箱呼吸法（bhastrika breath）、火焰呼吸法（breath of fire）、卡帕拉巴提（kapalabati）以及圣光调息法（skull-shining breath）。帮助打开并校准第三脉轮的瑜伽姿势包括船式（Navasana）、弓式、伴随深呼吸的板式以及反台式。

心轮：仁爱轮（anahata）

我们来到了七大脉轮的中心，其下有三个脉轮，其上也有三个脉轮。心轮是物质与精神交汇的地方。仁爱轮是爱、同情、理解、共鸣、给予和感恩的源泉。第四脉轮包括心脏、胸腺、两肺、双臂和双手。风元素统治着心轮。通过这个脉轮感知的爱是一种真正的爱，是超越第二脉轮性吸引的爱，也超越了第三脉轮的欲望和驱动。在心轮中，风元素赋予我们无忧无虑、欢声笑语、空灵轻盈和自由自在。第四脉轮的疾病会显现为哮喘、高血压、心脏病和肺病。心轮的另一种失衡出现在善于付出爱、同情、忠诚和帮人疗愈的人身上，耗尽了他自身的能量而未能用自爱和自愈再次注满力量。第四脉轮的成长介于21～28岁之间。

第四脉轮的颜色为绿色，曼陀罗声音为"雅姆"（yum），其宝石为祖母绿和蔷薇石英。帮助打开并校准心轮的瑜伽姿势包括站立拉弓式、骆驼式、牛面式和鱼式。

喉轮：大同轮（Vishuddha）

第五脉轮是第一个精神层面的脉轮，通过它我们可以真正地超越自我身体的极限。通过沟通交流和语言表达，我们可以出现在身体不存在的地方。通过电话、视频、网络或者录音等通信方式，可以让我们超越空间出现在某处，而实际却身处他方。比如，我可以参加在东京的视频会议，看着与会者和自己的影像，实际上却舒舒服服地坐在位于维吉尼亚的家中。

声音、震动、自我表达以及所有形式的交流都囊括在第五脉轮中。与之相对应的元素是空。声音穿越空间，犹如空一般，广阔的沟通是无限的。

当大同轮打开且校准时，我们会感到自己能够有效地表达自身的需求、渴望和想法。我们通过语言表达与他人产生联系，冲破阻碍，提供超越自我的扩展。

如果第五脉轮阻塞了，我们会有种挫败感和脱离感，不能有效地表达自己的需求。从解剖学看喉轮的构成，包括甲状腺、甲状旁腺、脖子和双肩。该脉轮的身体疾病包括喉咙痛、脖子僵硬、感冒、甲状腺疾病或听力障碍等。第五脉轮的发展介于28～35岁之间。

大同轮对应的颜色为宝蓝色，曼陀罗声音为"哈姆"（hum），宝石为绿松石。喉呼吸法（vjjayi），由部分紧缩的喉咙完成，并伴有轻微的声音，这种呼吸法可以帮助打开并校准喉轮。第五脉轮的瑜伽姿势包括犁式、肩立式、桥式、颈旋转与环绕、膝到耳式（双膝弯曲分别置于耳朵两旁的犁式）。

第六脉轮：眉心轮（ajna）

第六脉轮位于双眉之间，也称作第三眼脉轮或直觉中心。眉心轮包括松果体和双眼。吠檀多认为，双眼可以看到过去和现在，而第三眼可以看到未来。眉心轮为我们带来清晰的思维能力、洞察力和灵性，让我们能够超越自身的两重性。那些能够打开眉心轮的人容光焕发或者周身笼罩着光芒。失衡的眉心轮会带来头痛、幻觉、噩梦、注意力不集中、记忆力减退、眼部疾病或者视觉障碍。第六脉轮的发展介于36～42岁之间。

第六脉轮的颜色为靛蓝，曼陀罗声音为"善姆"（sham），其宝石为青金石和石英石。眼部锻炼有助于校准第六脉轮。鼻孔交替呼吸法或纳地净化功[①]是很好的调息法，可以帮助打开眉心轮。帮助打开并校准第六脉轮的瑜伽姿势包括海豚式、前额顶住障碍物或地板作为支撑的儿童式，还有鹰式。

第七脉轮：顶轮（sahaswara）

第七脉轮位于头顶，称作千瓣莲花顶轮，也叫自觉轮。它是我们与更高的自我、他人和终极神明之间的觉悟和精神的连接。这个脉轮在意识层面让我们知道，自己并非是与本源断绝的，而是相互联系的。无条件的爱在人与人之间流淌，我们体会到的统一永远不会再被分割，这是人类存在的最高境界。顶轮包括垂体、大脑皮层以及中枢神经系统。失衡的第七脉轮可能会导致萎靡不振、格格不入、局促不安、无

---

① 纳地净化功（nadi shoudhana），也称作清理经络调息功。

聊厌倦、态度冷漠、高高在上或者记忆减退等。第七脉轮的发展介于43～49岁之间。

第七脉轮的颜色为蓝紫色和白色，曼陀罗声音为"凹姆"（om），宝石为紫水晶和钻石。冥想是打开顶轮最好的练习方式。把注意力放在头顶，比如头倒立、手倒立、将头放在地板上的前叠式等瑜珈姿势，都可以帮助打开并校准第七脉轮。

✱ 吸取三个教训，放下过去，展望未来

过去是种指引，是一张路线图，向你展示通往命运的道路。从中提取你想做的，摒弃你不再需要的。决定放下就像随便做个决定那样简单。决定继续前行时，你会感受到自由。改变你告诉自己和他人的故事，那样你才能重塑未来的道路。

从我们共同解决的关于你的故事和阻塞的脉轮中，你学到了什么？你想要改变的故事是什么？你是自己人生的编剧，应该由你来撰写脚本。是不是很令人激动？

从你的故事和阻塞的脉轮中，得出你期望带到未来的三个经验。这些是你学到且不愿重复的经验教训。你已经收到了这三条经验中蕴含的信息，想要继续前行。举一些例子，比如，"我不再需要让自己吃不健康的食物来感觉完整了，我作为我就是完整的。""我的父母付出了他们全部的心力把我养大，现在我是自己的主人，要对自己的决定负全责。""我要精心安排自己的命运。"

带着三条经验走向圆满的未来

实

1.

践

2.

3.

疗愈你的过去

健
康
清
单

☐ 写下你的故事，就像是今天发生的一样。

☐ 创造你的新故事并写下来。

☐ 探究你过去的经验，认识它们是如何塑造了今天的你。

☐ 检查你的脉轮，注意哪几个可能存在阻塞。

☐ 创建并写下你从过去学到的并打算带到令自己满意
的未来的三条经验。

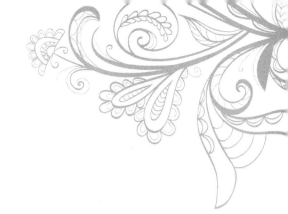

第七章
chapter 7 ···

健康的人际关系

> 爱就是生活。你错过了爱，就是错过了
> 生活。
>
> ——里奥·巴斯卡利亚[①]

当我们拥有和他人有意义的关系时，真正的健康、成长和疗愈才会到来。现今世界，许多人都很孤独，正如特蕾莎修女那令人信服的话语那样："当今西方社会最大的恶疾不是肺结核或者麻风病，而是无人理睬、无人关爱、无人关心。我们可以用药物治愈身体上的疾病，但唯有爱能拯救孤独、沮丧和绝望。"[②] 人类生来就是社会群体的一部

---

① 里奥·巴斯卡利亚（Leo Buscaglia）博士，也被人称作"爱博士"。美国作家、励志演说家、南加州大学特殊教育系教授。

② 特蕾莎修女（Mother Teresa），《一条简单的道路》（*A Simple Path*），纽约：兰登书屋，2007（New York: Random House, 2007），79 页。

分，我们不是注定要孤身一人。成长为最好的自己的方式就是通过关系这面镜子审视自己。

关系始于自身——从最深层次上了解、喜爱并接受自己。要认识到你不光是你的身体、心灵或者想法，而是更加宽广的人。你是宏伟蓝图的一部分，你在这里的角色，非常重要。这个发现是关于爱你本来的样子，爱你所在的地方，因为从你的本质上来说，你是神明的一部分，或者宇宙精神的一部分。你的精神本质上是完美无缺的，因为创造你的本源是完美的。当你找到这份自我的爱恋，并非自私或自我放松，而是给予的爱，你就能够向周围的所有人散发爱的光芒。

让我吃惊的是，我们通常都能够向我们生活中遭遇困难的人付出耐心、善意和爱，然而轮到我们自己时，在面对自身的不安全感或者问题时，却通常十分严苛。对待他人时，我们表现出支持并善于倾听，同情他人并献上安慰的话语。我的建议是你也要成为自己最好的朋友，要耐心并体贴。学会爱上自己不完美的身体以及自身其他的瑕疵。爱它们并不意味着你不想做出一些改变。你可能想改变让你衰退并阻止你过上满意生活的行为，但是这个旅程应始于认同自我和爱自己。

一年多以前，我走出了一段感情，那是我深爱过的男人。最终，这个人并不适合我，即便我很爱他。我知道和他在一起阻碍了我的成长。对于我来说，痛苦的根源之一是，当我爱着他——全部的他，包括他所有的缺点时，他却不能以同样的方式爱我。我们分手后我学到了，他爱我只能像爱他自己那么多，他不可能给我比爱自己更多的爱。我既不会责备他，也不会因此而生气。没有人能给予超出本身所拥有的东西，这就是为什么你必须首先开始爱自己。

此外，在一段关系中你不可能同时爱两个人。爱是在施爱者和接受者之间不断变化交换的关系。爱的交换不会始终平等，总会有你需要付出或接受更多的时候。但是如果你发现自己在不断地付出，却得不到爱的回报，你将会变得空虚且没有活力。有些人很难接受爱，他们发现付出爱更容易。在一段关系中，你需要让他人看到你伸开双臂接受他们给予你的礼物。反过来，如果你认为他人一直欠着你什么，无论是爱、关注、礼物还是认可，你可能都需要努力提高爱自己的能力。

阿育吠陀认为，关系是极其重要的。卡玛（kama，欲望和婚姻）是四个重要生活范畴中的一个，另外三个则是阿莎（artha，财富）、达摩（dharma，生命的目标）和莫克莎（moksha，解脱）。

无论你是和重要的人处在一段亲密关系之中，还是正在寻求一种关系，抑或是没有打算和什么人在一起，都要知道关系会影响我们生活的方方面面。我们是群居动物。不幸的是，西方社会是围绕着独立自主这个概念建立起来的，让我们彼此隔绝。从远程办公到工作，再到用电子扫描仪检查自家的食品杂货，我们已经把人类元素从日常生活中剔除出去了。想一想：如果愿意的话，你可以一整天或者连着许多天都不用和另一个人打交道；你可以在网上点餐或买衣服；你还可以自己加油，开私家车，用邮件代替打电话，无需踏入银行半步就能理财……还需要我继续说下去吗？

我记得当我们州在收费路段安装自动扫描装置之后，我不再需要停车缴费了。我有点儿伤感，因为不能再和收费站的工作人员聊上几句了。难怪抑郁症和焦虑症的处方药的销量一直居高不下。独立自主的需求隔绝了我们，使我们完全独立于其他人。但我们生下来就是社会动物，这点从未改变。毕竟在不久之前，即在 20 世纪 60 年代早期，人们发现孤儿院中的婴儿没有怀抱、没人爱抚和依偎，即便营养摄入适当，也还是会死亡的。我们可以在日常生活中改变环境、活动和设施，但是我们无法改变本能，因此很多人都会有很强的孤独感和严重的忧郁症。

走向爱自己的最重要一步就是认清这个现实。

❀ 我们是群居动物，这意味着我们要和他人建立关系

我理解有些人从卡玛的意义上不想要一段亲密关系，因为这意味着要结婚并且组成一个家庭。但是和家庭成员、朋友、熟人、同事和邻居的关系对我们的健康来说可能要比你认为的重要很多。在过去的一年里，你多久会去邻居家借一小杯糖？甚至，你认识你的邻居吗？很大的可能性是，你在好市多或者山姆会员商店 ① 屯了一年用量的糖，在用完之前可能都已经生虫了。在西方，生活变得很容易且变得与他人无关，我们甚至需要花更多的努力在生活中纳入朋友和家人。如果我们想要获得生活上的均衡就必须这么做。

❀ 平衡的生活离不开健康和充满爱的关系

婚姻关系曾一度是家庭生活的基石，也是社会中社会结构的核

---

① 好市多（Costco）和山姆会员商店（Sam's Club），前者是美国最大的连锁会员制仓储量贩店，后者是世界最大的零售商——美国沃尔玛百货有限公司的一个分支机构，名称取自已故的富有传奇色彩的著名零售商——沃尔玛连锁店公司的创始人山姆·沃尔顿先生。

心，从微观的牢固家庭结构的缩影——包含丈夫、妻子、孩子、祖父母、姨母、叔父和堂（表）兄妹——到宏观的社区、城市和国家。我记得在 20 世纪 70 年代自己还是个小孩子的时候，如果我调皮捣蛋而被旁边街区的邻居看到的话，妈妈甚至在我到家之前就会知道。在过去 20 年里，日常生活变得不像过去那样以家庭为中心了，相互关联和彼此依赖的社会结构开始退化。最好的例子莫过于在过去的50 年间妇女角色在社会中的变化。

在经济上，妇女比以往任何时候都要独立，这是件好事也是个祸根。就在 60 年前或更短的时间里，妻子需要依靠丈夫来获得经济上的安全感。从虐待型婚姻的角度来说这是一种阻碍，可也同样有助于夫妻同甘共苦始终在一起。今天，妇女对婚姻或关系不满，可以在感到不舒服时离开。男人们也是如此。如果男人不需要担心自己的离开会让女人流落街头的话，在两性关系遇到困难时他就更可能选择放手。就文化而言，分手是完全可以接受的。那么维系关系的黏合剂在哪里呢？

我并不是说你要满足于一段黯淡无光的关系。疗愈的一部分是爱、同情和理解的扩展。在一段关系中需要接受其中的潮起潮落。现在，建立稳定、持久并令人满意的关系遭遇到了前所未有的挑战。在即时通信的时代，我们对爱的人有更高的期待。便捷的通信让我们可以联系关系之外的其他人，不忠比以往任何时候都要容易。更何况，忠诚与不忠之间的界限本就又细又模糊。

阿育吠陀对关系的理解始于自我意识和爱自己。当你照顾好自己，照顾好你的身体、情绪和精神需求，就会有精力和耐心为他人付出。认识到自身的缺点和局限性会让你宽容地对待爱人及其不足。认识到你在关系中的需求，也能让你的爱人了解你的需要。

本章我把重点放在了浪漫的两性关系上，因为这种关系似乎是最具挑战性的。不过，这里提供的交流技巧的指导适用于任何关系。人类是具有普遍性的，我们都有相同的需求和类似的渴望，都处理着相同的情绪。如果你还没有阅读情绪健康的章节（第五章），请翻回去读完之后再来处理关系的健康问题。

在我们开始之前，如果你身处一段关系中，花点时间想一想你处在什么阶段。你目前处在一段关系中吗？你是在寻找那个人吗？你正从最近的分手或离婚中疗伤恢复吗？你是不是决定暂时单身一段时间来更多地了解自己？无论你处在关系的什么阶段，都是正常的。接受眼下的你。如果你已经读过上一个章节，正在疗愈你的过去，你就知道过去已经成为历史，要把你的现在和未来的愿景放在一起思考。

我的婚姻维持了很长时间。我和丈夫在 20 岁时相识，在大学里漫不经心地约会。当我怀上女儿的时候，我们决定做正确的事——结婚。我们在一起总共 15 年，还有另外两个漂亮的孩子。一路上我们遇到过很多挑战，但最终我认识到，和他在一起使我的个人成长受到了阻碍。这是个痛苦的决定，可我知道，离婚对我们双方都好，因为我知道，即使我们继续在一起他也无法成长。

之后我和另一个男人坠入爱河并确定了关系，但是我们的观念、道德和宗教方面的理念不同。我们在一起 4 年，也订了婚，作为庆贺还举办了一个盛大的派对。他搬进来和我一起同住了一年，之后情况变得非常糟糕。他搬走了，我立刻就知道这可能是最好的方式，我们没有让这种关系陷得更深。有了这两段经历之后，我感觉自己被打败了。孩子们看到了我在这两段关系中的失败。在分手后最初的几个月中，我感觉十分难堪，感觉自己在两性关系的这场比赛中输了。经过大量的自我反省、冥想，阅读有关两性关系的书籍以及参加了一个疗愈心灵的讲座，我意识到所有的关系都是要教会一些关于我们自己的事情。所有的关系都有价值，但并非所有的关系都意味着到永远。

让我再重申一次：所有的关系都是要教会一些关于我们自己的事情。

当我与现实达成新的一致时，急切地寻找"那个人"变得更加容易起来。我不再向自己施加压力，非要去找到那个完美的男人和完美的关系，让关系完美地维持上一段时间。一旦我开始停止对自己施压，我确实为自己找到了那个完美的男人。可以说他径直走入了我的生活，我们同时并立刻坠入了爱河。我知道这段感情会持续多久吗？我一点儿都不知道，但是我知道我珍惜他，珍惜这段感情中的每一天，我们每天不断地提醒彼此是多么爱对方，我们放开了那些无关紧要的小事。

我讲述自己的故事，是为了让你能记住一件事：你在哪儿，哪儿就是你应该在的地方。

不要因为过去的失败而责备自己。如果你处在一段并不是那么和谐的关系中，我会告诉你如何改善；如果你正在寻求一段关系，你将会做好准备迎接它；如果你想自己独处一段时间，也不妨试一试，它会帮助你改善与家人和朋友的关系。

在我小的时候，妈妈告诉了我一条非常有用的建议："米歇尔，在你和一个人步入一段关系之前，先确保你是一个完整的人。"我不确定自己是不是很好地遵照了这条建议，但它确实非常正确。我们在此所做的一切有关按照阿育吠陀方式生活的功课，都是为了让自己回归完整。我们回归至完整的心灵、身体、灵魂和精神，而这一切又反过来让我们成为唯一。

通常，一个人步入一段感情是为了填补空虚，之后这个人就变成了一只蚂蟥，吸干他人的能量，最终使两人的关系窒息而亡。真爱来自于渴望，而并非需求。当然，我们都有需求，其中一些只能在浪漫的关系中得到满足。但如果你指望从重要的另一半身上满足大部分或全部的需求，那么你们的感情就会出现问题。步入一段感情最好是从强有力的位置出发，在你的力量处于最佳的水平时。当你刚结束一段关系就开始寻找下一段感情时，这是不可能发生的。其他一些不合时宜的时机包括：当你刚换工作或失业时，遭遇财务困难时，当你正处在诉讼或争夺监护权时，或者当你正在接受治疗时。如果你正处在一段感情中并希望改善它，那就选择当一切都平静下来，没有大事发生的时机。当你家里刚诞下婴儿，或者搬家，又或者刚刚有家庭成员生病或去世，都不是改善关系的最好时机。

❁ 健康关系的十二个特征

有一件事可以肯定：所有的关系都有喜有悲。然而，在健康的关系中，有一些不变的常数。我整理了一份"健康关系的十二个特征"清单，这些特征的收集来自许多我读过的两性关系的图书，来自咨询阿育吠陀的客户，来自拥有美好关系的人群，以及我自己的一些经验和体会。

那些拥有健康关系的人群是这么做的：

无条件地彼此相爱

里奥·巴斯卡利亚博士是爱和关系方面的专家，在他名为《爱》的书中写道，充满爱意的真正的感情具有一个要素：无条件地爱。巴斯卡利亚博士认为，你必须张开双臂去爱你所爱的人。这就是说，你爱的人，只要他高兴，可以来去自由，永远不会感到压抑、被占有或被迫与你在一起。还记得那句格言所说的吗？你必须给你爱的人以自由，如果你的爱是真的，那么你爱的人终将回到你的身边。

无条件的爱意味着你爱你的爱人，无论他是胖是瘦、是丑是美、是坏还是好。想一想通常我们对孩子的那种爱，为什么这种爱不能放在重要的另一半身上呢？

接受真正的彼此

无怨无悔地接纳与无条件地爱密切相连，并且是一种普遍的人类需求。我们都需要被人接纳，但接纳并不意味着没有改进的空间。这意味着当你想到自己的爱人，你完全接受他现在的样子。每个人的旅程都是完全不同的，你可能在这条道路上，而你的伴侣却在另一条上。如果你需要改变一种习惯或行为，或者你希望重要的另一半做出改变，一旦要求被接受，这种改变要来自于爱、安全、保护和接纳。

不要为小事担心

坦白讲，这个特征可能应该放在第一位。许多关系的终结都是因为对两人间发生的小事不断地吹毛求疵，挑剔会把爱一点点碾碎直至消失殆尽。不幸的是，许多年轻的情侣不懂这些，等知道了却已经来不及了。通常不去为小事担心的能力源于成熟和阅历。如果你很年轻，让我来替你省点时间：注意你在关系中的态度，而不是那些无关紧要的小事。把你的精力节省下来去讨论些大事，比如财务、孩子、家庭、精神修行、品行、价值观和亲密的言行等。

经常抚触对方

我们都知道恋爱初期的热情是非常强烈的，但是如果想要这段感情最终收获成功，像初期那样的抚触和被抚触的体验必须保持下去。健康关系中的人们体会各种各样的触摸，从轻触脸庞、轻轻捏下肩膀，到拥抱、接吻、热吻和频繁地性生活等。在健康的身体这个章节中，我要特别强调身体接触的重要性。我们的皮肤占身体总重量的10%，皮肤上的感官比身体上其他任何部位都要多。通过抚触来刺激生长激素并释放出有疗愈作用的化学物质，比其他任何感官的刺激都强。

共同创造珍贵的回忆

很多人把它叫做感情的迸发。无论何时你发现自己和爱人发生争执，开始不断地回想你们在一起时点点滴滴的美好。创造一个"还记得那时"的对话，在回忆了所有美好的过去之后，去计划创造更多"美好的经历"。

理解并尊重男人和女人需求的不同

让我们面对现实：男人和女人是不一样的。越早认识到这一点，你就越容易在感情中成长。在婚姻中给予我帮助的一本好书，是威拉德·哈利博士（Dr. Willard Harley）所著的《他需她要》（*His Need, Her Needs*）。这是一本以基督教为基础的书，不过即便你不是基督徒，也一样能发现其中的建议非常有用。哈利博士为成千上万对情侣提供专业的咨询服务，他在每个案例中的发现都是一致的。这本书的前提是，男人和女人的需求本就不同。一旦我们认识、学习并尊重这些需求，我们就会为自己展开非常美好和令人满意的感情。例如，男人对妻子或女朋友的一种需求为身体上的吸引，而女人对丈夫或男朋友的一种需求为满怀柔情。尽管表面上这些需求可能微不足道，可它们真实存在，并能成为通向美好情感的指南或路线图。

其他写作两性关系的作者印证了这个观点。作家约翰·加里（John Gary）在其著作《火星人金星人长相厮守》中写道：越来越多的女人扮演着男性的角色，因为她们工作，和男人一起竞争，也更多地为家庭贡献了金钱。然而他说，女人们仍然有女性的需求，男人和女人的需求真实存在着，对性别角色的困惑也让关系中产生更多的摩擦。正因为这样，情侣们不可避免地要在感情中讨论个人需求，并且要不带偏见地接受伴侣的需求。承认自己有需求并不软弱，这是个长处，而满足爱人的需求则是爱的表现。

明白无论是顺境还是逆境，欢笑都是最好的良药

保持良好的幽默感可以和不要太把自己当回事儿联系在一起。最终，大部分的问题都不是问题。当你停下来看看更宏伟的蓝图，或者走出深陷的泥潭时，事情通常会看上去更加云淡风轻，有时甚至滑稽有趣。说些诙谐的俏皮话可以冲破模式或者让人一下子从坏情绪中走出来。欢笑和轻松愉快的心情也是爱的方面。

按照这个原则生活：没有耻辱、没有责备、没有内疚

这又回到了本书中我反复强调的事情上来：对你的行为和反应负责。有一次，我听到这样一个论述，当你用一根手指指着某人的时候，另外四根手指是指向你自己的。

耻辱、责备和内疚都是感情杀手。我们中的太多人走到哪里都带着一大堆的牢骚。当发生一些我们不喜欢的事情时，我们就会掏出这些牢骚，开始在爱人的身上宣泄。

允许各自有成长的空间

你有没有听过一个已婚的人这样抱怨："她（或他）已经不是我当初娶（或嫁）的那个人了。"当然，那个人和你结婚时或者你刚遇到时不是同一个人了。作为人，我们并不是一成不变的，我们每时每刻都在成长、改变和发展。可能那个和你结婚的人在婚前并没有完全展示出真实的自己；也可能那个和你结婚的人选择走上了一条导致自我毁灭的道路；还有可能他（或她）并没有按照你所期望的那样成长。成长是个人在两性关系中所必需的。当两个人作为个体走到一起，他们在其各自的道路上相遇。尽管我们在关系中走到一起分享旅程，但我们仍然需要完成作为个体的生活目标。绝大多数的情况下，我们都设法强迫爱人走自己的路，反之亦然。当你允许自己的爱人去探索自己的道路，而你一路上给予支持，你所给予的就是爱中最伟大的礼物。

彼此之间真诚地表达

处在健康关系中的人感到他们可以安全地向爱人表达自己，而不至于受到分手或被伤害的威胁。我们不该轻视这个珍贵的安全网。换句话说，你的爱人对你敞开心扉和表达情感、希望、梦想和恐惧时感到很轻松。将这种真诚的表达当作一个脆弱的礼物。有太多时候，感到受伤的人会拿着这个信息来伤害对方；或者情侣中的一方会用它猛击对方，或者将其作为取笑的工具。脆弱必然存在于真诚和健康的关系中，但是在你试着满足自己需求的时候，脆弱伴随着巨大的责任，那就是不要伤害你的伴侣。

如果你在真实表达方面存在困难，或者你的伴侣很难敞开心扉，你可以试着使用一些工具，比如以下所列举的方法，为坦诚表达创造空间。

找个一方付出、另一方接受的时机

可以是这样一个时机，当你分享一件一直想告诉爱人但是却害怕分享的事情；也可能是这样一个时机，当一方为另一方按摩而不需要回报的时候；又或者它可能是个由付出的一方完美设计的约会或者其他外出的活动。

就诉说的例子来讲，要确保讲述一方的分享不被打断，而倾听的一方则开放地接受，不给倾诉方建议、不做鬼脸或不加评论，不做评判。如果是亲密的身体接触，接收方对付出方要表现出感激，但不会感觉非得逼迫自己回报这份好意。如果付出方设计了一些什么，接收方欣赏并接受了对方提供的礼物，同样要不带任何偏见地表示感谢。

在语言表达中，反映出你所听到的

通常在接收信息时，我们都忙着做出回应，想着怎么回复，或者总在猜测对方话里的言外之意。通过告知那个人你所听到的，可以弄明白任何的错误观念或误解。许多人都很难敞开心扉，因为他们害怕被误解。当你伴侣的话说完了，你可以开始这么说来作为回应："所以你要告诉我的是……"或者"我听到你说……"。

定下规矩：任何一方在讲话时，对方不能打断

我知道这一条看起来似乎很明确，但是你会惊讶于当你的伴侣讲

话时你打断了多少次。你可以使用一个很好的工具——一个物品假装的扬声器——来提醒自己不要打断他人，说话时可以拿着。无论是谁，只要拿着这个物品就可以说话，而另一方则需要倾听。

关于真诚表达要记住的最后一件事：诚实地表达自己并坦诚地面对伴侣，并不意味着你不会受到伤害。回到西蒙博士给我们上的那一课，我在"培养见证意识"的部分讨论过。想法和谈话之间有三个入口。为了表达，你必须通过全部的三个入口。首先问自己："我要说的话是真的吗？"如果是真的，行进到第二个入口。接下来问："我要说的话有必要吗？"如果有必要，行进到第三个入口，并问自己："我要说的话友善吗？"当你通过了这三个入口，你就可以说了。

对彼此不能想当然

感谢你与爱人所分享的一切，始终保持敬畏感，避免懈怠。多说"谢谢"，感恩关系中的所有小事，看着感情不断成长。

付出无需回报

记录下谁做的什么事会成为感情杀手。感情中一定有些时候，你付出的比得到的要多，反之亦然。如果你确实要付出，要用爱去付出，而不是出于责任。如果你的付出纯粹出于责任，那就让付出变了味。事实上，有时你为爱人做的事情本该她自己完成。当你发现自己憎恶这种付出的方式时，和对方谈一谈，问问对方是不是能自己做自己的事情。你的伴侣很有可能没有意识到这件事为你带来的负担，当你好好去说时，对方会很高兴地答应去做的。相反，如果你希望得到些什么时，也可以提出来。大部分人都不能猜透别人的心思。在以下练习中，你可以找出有效并有同理心地沟通自身需求的方式。

发展感情最好的方式就是共同付出：找时间以伴侣或夫妻的身份义务地去帮助他人。我们通常都把注意力完全放在自身的需求和欲望上，而忘记了身边的其他人可能有更大或更迫切的需要。在你们的感情中，通过为他人付出而建立起来的纽带，会让你们对已经拥有的情感产生更多的感恩和欣赏。你们会意识到，生活中不只有自己，还包括服务他人。

使用十二特征来盘点你们的关系

目前如果你处于一段感情中，回过头看一看健康关系中的十二个特征，看看你到了哪一步？你如何衡量你们的关系？你发现哪些地方还有改善的空间？根据特征清单里的要素并利用下面的问题来评估你们的关系，然后评估一下自己。如果你的另一半也愿意和你一起完成这个作业，那么让他也做同样的事情。

1. 你们的关系中存在无条件的爱吗？你是否力图做到无条件地去爱？你会为了另一半做些什么来扩展你们无条件的爱吗？

2. 你们之间是相互接纳的吗？你是否无论什么情况下都接纳你的另一半？如果不是，你可以变得更宽容吗？为了接纳你的爱人，你将采取怎样的措施呢？

3. 你会为小事担心吗？你和你的另一半会为比如家务、金钱、脏袜子或谁倒垃圾这样的事情争吵吗？你是否觉得自己对另一半的性格或习惯吹毛求疵，而这些事

实

践

情并没有那么重要，应该忽略不计？如果是这样，你会如何转变？

4. 你们的关系中能做到每天都有爱的接触吗？你们每天都会拥抱、接吻、做爱和（或）轻抚对方吗？你们的接触中有激情吗？你喜欢和另一半有身体接触吗？你的他（她）也是这么对你的吗？如果你们缺少身体接触，你愿意为感情做些什么来增加身体接触的机会呢？

5. 作为情侣或夫妻，你们是不是总在一起创造美好的回忆？你是不是总谈起这些美好的回忆并计划着在未来创造记忆？在你们的感情中，你是否总是关注积极或消极的方面？如果你更多地关注消极的一面，你是怎么强调其中积极的一面的呢？你的注意力在哪儿，能量就流向哪儿，所以承诺自己更多地关注感情中的积极方面和记忆。

6. 你知道彼此的需求吗？你能列出另一半的前五个需求，并且能满足他（她）吗？如果你毫无头绪或者想不出五个，可以和爱人谈一谈，问问他（她）排名前五的需求。

7. 你和爱人每天都会一起大笑吗？当气氛有些凝重时，你有没有试着通过微笑、开玩笑或者讲一个有趣的故事来调节情绪？你会经常在另一半面前自嘲吗？如果不会，你是如何调节情绪的？

8. 作为伴侣，出问题时你们总是会相互责备吗？你会总是提起另一半的缺点或者过去犯的错误吗？当你的伴侣在做些什么事情而你不认同时，你是否总会指出来呢？如果是，通过提起他（她）做得好的事情，让你的伴侣感到惊喜。认识到责备并不需要出现在每个场合，解决问题，然后继续生活。学会在做错、说错或伤害对方时说声抱歉。制定一个放下责备、耻辱和内疚的计划。

9. 作为伴侣，你们是否允许并鼓励彼此成长并拥有各自成长的时间？作为一个人，你是否每天都会为自己花些时间并定期学一些新的东西呢？你也会让自己的伴侣这么做吗？写下你支持伴侣个人成长的一些方式。

10. 作为伴侣，你们是否会真诚地表达自己，或者你是否心存挂碍，妨碍了你开诚布公、诚实、坦率和由衷地表达自己？作为情侣，你会向对方表达自己吗，还是会压抑自己或者粉饰一些事情？你是否出于恐惧而严守部分的自己？你是不是怕说实话？你会做些什么向伴侣真诚地敞开心扉？

11. 作为伴侣，你们是否互相欣赏并且全心全意地对待彼此？你欣赏身边的爱人吗？你是否经常这样告诉他（她）？你是否心存感恩并感谢造物主的馈赠为你的生活带来了爱人？你会对你的伴侣说什么来表达你不会对他（她）想当然呢？

12. 作为伴侣，你们是否彼此付出而不会去注意谁做了什么？你是通常为爱人付出的那个人，还是不断索取的一方呢？你是否会坦然地接受？在不期待任何回报的情况下，你会特意为伴侣做些什么来表达爱吗？

实

践

159

❀ 带着同理心去沟通

健康的关系不会轻而易举就水到渠成。它需要努力和很好的沟通技巧。沟通不只是表达自己和积极倾听，它是关于有效地表达自我和说出自己真实的需求。

沟通时，我们通常都会试着去满足自身的需求。我们必须牢记的是：其他人也在试着达成他们的愿望。你能想象为什么人们通常很难进行有效的沟通吗？

带着同理心去沟通就是在有效地表达自身需求的同时兼顾他人的需求。你可以遵循一些让沟通变得轻松的准则，让你和你的另一半能够有效地沟通。

找一个很少或没有干扰的时间进行沟通

通常我们炮轰爱人的谈话时机不对。电视可能开着，孩子可能在身边到处跑，或者我们的另一半可能正忙着另一件事。经验会告诉你干扰型沟通是得不到一个好结果的。要么等着干扰不再是个问题，如果不能等，那就直接看着对方问："我们能到隔壁房间待 5 分钟说几句话吗？"如果所谈的话题不会很快得到解决，那就问："你什么时候有时间可以谈谈？"你还可以给出两个选择，"今天下班后可以吗？"或者"明天早上喝咖啡的时候？"

尊重伴侣的沟通方式

我生命的挚爱喜欢边走边谈，而我则喜欢聊天时安静地坐在那里看着他。在矛盾升级的时候这可能会制造一些摩擦。我们学会的是每种都做一些。每个人在提供和接收信息时都有所不同。问问你的另一半，他们是喜欢在安静环境下聊天，还是喜欢在热闹一点儿的地方；他们是喜欢简短地聊聊，还是更喜欢一次性长谈后就从此放下，开始新的生活。同时，了解你自己的个人风格也很重要。因为我天生就爱写作，所以我喜欢用写信的方式来理清思绪。然而，以我过去的经验，我生命中的男人们并不一定都喜欢收到信件，因为这些信大部分都是片面的。现在我写下自己的想法，在谈话时把这些信件放在身边，要么读给我的另一半听，要么强调一下其中的关键点。

避免以电子方式沟通重要的话题

现在我们依靠电子设备生活，通过短信、语音留言、电子邮件或者其他电子通信方式，让迅速传递思想变得异常容易。不幸的是，我们在匆忙中经常忘记过滤我们所说的话。当你情绪激动的时候，应克制自己不要给爱人发送情绪化的信息。

了解男人和女人沟通和处理信息的方式不同

在我做中学老师时，学校教育我们要在问问题之后等上 30 秒再叫学生回答。原因是男孩子处理问题的方式不同，他们需要的时间比女孩子稍长一些。作为女人，我的反应很快。我问问题快，也想迅速得到答案。我认识的很多女性都是如此，而男人通常需要一个较长的反应时间，可能还需要不同的提问方式。男人和女人的另一个不同则是男人善于解决问题。如果告诉男人一件事，他会试着找出解决办法。带着同理心和男人沟通时，在开始前先告诉他："我现在需要发泄，你不需要解决这个问题，我就是想让你听我诉说，你能为我这么做吗？"这个表态会让你的男人放松下来，而不是带着解决问题的负担去倾听。如果你需要他的反馈或建议，讲完后你可以说："我和你说了太多的事情，你需不需要花些时间仔细想一想？"如果他说需要，那就给他些思考的时间。

男人需要了解的是，女人会在说话的同时加工信息，通常还会在说话时试着解决问题。所以如果你的女性伴侣滔滔不绝地说一些对你而言没有意义的话时，放松下来并不时地点头，或者带着爱意抚摸她的后背，或者把一只手放在她的膝盖上。在她感觉好受一些或者当她感到自己找到解决办法的时候，她很可能就会停下来不说了。

马歇尔·罗森柏格博士[①]在其所著的《非暴力沟通：生命的语言》中，针对同理心沟通概述了四步法。从概念上讲，这个方法相对简单，不过付诸实践的话就有一点复杂了。这个方法从观察发生了什么开始，并对观察所得进行沟通。观察要像新闻记者那样不带感情、偏见或推论地来描述事件。第二步是识别你的感觉——你是觉得生气、高兴、悲伤、失落、欢欣雀跃，还是焦虑不安？之后告诉伴侣你的感受。第三步是确认没有得到满足的需求：你需要安静、安全感、喜欢、爱，还是欣赏？第四步则是向他人要求你想要的。通过要求，我们很可能就会得到想要的。我强烈推荐这本书，因为它会促进有效沟通。

在我们了解自身的沟通方式并学习尊重他人的新方法时，这看上

[①] 马歇尔·罗森柏格博士（Marshall Rosenberg），《非暴力沟通：生命的语言》（*Nonviolent Communication: A Language of Life*），加利福尼亚州恩西尼塔斯：普多当思出版社，2005（Encinitas, CA: Puddledancer Press, 2005）。

去很像玩游戏、耍手段或策划彼此之间的谈话。在现实中，我们中的大多数人都没有学过如何表达自己的需求，因为我们没有合适的榜样。我们中的很多人受的教育都是不去要我们想要的，因为那样很自私。相应地，我们学会了去责备那些说出他们需求的人。所以说，是的，开始的时候这种沟通似乎是设计好的或者有些尴尬，但是通过练习，会变得越来越舒服和令人满意。这个游戏就变得失效了，因为你不再让别人猜测你的需求了。就像古鲁①西蒙博士曾经说的那样："婴儿啼哭，所有人都跑前跑后试着找出婴儿的需求。你现在拥有沟通的技巧，所以如果你哭、大吵大闹，让其他人猜测你想要什么，那不会奏效，因为你不再那么可爱了。"

❀ 注意关系中的督夏

现在我们已经知道了男人和女人思维方式等不同的事实，讨论了如何拥有健康的关系，我们看一看督夏是如何影响我们之间的关系的。通过了解瓦塔、皮塔和卡法三种类型不同的行为和反应，你可以在他们的行为中发现某种倾向并学着与之相处。

瓦塔型

瓦塔型人总在动。他们坐着时总是动来动去，说话时总是走来走去，他们总是同时做好几件事情，而且很难完成任务。你的瓦塔爱人敏感，很容易担忧和紧张，情绪多变。当谈到感情时他可能看起来忽

---

① 古鲁（guru），印度教或锡克教的宗教导师或领袖。

冷忽热。瓦塔型人有时喜欢坐下来依偎着沙发，而下一刻他就想起身打扫厨房。记住，瓦塔型的关键词是改变和活动，有时这会把皮塔型或卡法型爱人逼疯，因为他们看上去缺乏连贯性。瓦塔型人对触摸和声音反应最好，告诉你的瓦塔爱人你爱他，在清晨或者当你下班回家时抚摸你的瓦塔爱人。如果你和瓦塔型人处在一段感情中，千万不要对他大发脾气，让他在接下来的一天内自己去想这件事。让他安心，告诉他一切都会好起来的，之后再离开。瓦塔型人紧张的天性会一直不停地想，如果你不让他安心，不告诉他不必担心的话，傍晚你就会看见一个发了疯的人。你可以通过为他做一顿热乎乎而有营养的饭菜、帮他放一缸热洗澡水，让他养成个好习惯；或者入睡前为他做一做肩膀按摩来帮助你失衡的瓦塔爱人。但他热情、坚强又爱激动，这会让你的脸上总是挂着微笑。

皮塔型

皮塔型人很严肃，他们谈话激烈，爱得热烈。皮塔型人敏锐的目光和美丽明亮的眼睛十分有魅力。他们严格遵守规矩并以目标为导向。皮塔型人可能是工作狂，这会使瓦塔型人或卡法型人在对比中感觉缺少关爱。皮塔型人对视觉的感应最佳：他们喜欢爱人看上去很漂亮、拥有无懈可击的外貌。这并不一定是他们肤浅，他们与生俱来就是视觉动物。穿着得体、佩戴精美的首饰或者保持身材，会让你的皮塔爱人感到高兴。给与皮塔型人相爱的人一个小忠告：皮塔型人会耍点小脾气。你可能注意到了你的皮塔爱人有些爱品头论足、挑剔或易怒。你可能还发现他在信口开河之后很快就会冷静下来。如果你和皮塔型人争吵，只会是火上浇油。学会保持沉默或者在另一个时间委婉地提醒他，他的言语很伤人。他很可能会道歉，而他内心的温暖则会让你重新爱上他。要帮助你的皮塔爱人重回平衡，可以为他准备些冷食，比如黄瓜、哈密瓜、薄荷、芒果、茴香或西瓜；带他到水边散步；调暗灯光，听一些舒缓的音乐；提出做些有趣的活动。这些都会带他回归日常的生活，逗他开心。

卡法型

卡法型人忠诚、可靠、沉稳、会照顾人，有很强的毅力。他们喜欢一成不变且传统，很善于营造美好的家居环境。卡法型人往往很恋家，宁可坐在家里的壁炉旁读一本好书也不愿意出去转转。她对气味和味道反应最佳。如果想取悦你的卡法爱人，可以给她买一瓶很好的香水。你的卡法爱人不爱过多地发牢骚，不过你要记住她会毫无抱怨地接受一切，但是最终当事情太多无法处理时，她就会离开你。鼓励你的卡法爱人不断地和你分享她的感受。如果你发现卡法爱人变得满不在乎或者太过懒惰时，提议和她一起走走，带她出去跳舞或者和你一起去健身房。要帮助你的卡法伴侣保持平衡，如果她抱怨变胖了，就不要让糖果进屋，让她吃沙拉并为她烹煮健康的食物。你可能注意到你的卡法爱人喜欢囤东西，告诉他你爱他，你们之间的感情比家里的任何东西都要重要。失衡的卡法型人需要确保你不会离他而去，向他保证，这样他随和的天性就会再一次显现出来。

✿ 创造你渴望的关系

疗愈的其中一部分是保持滋养你的关系，放弃不再有营养的关系。

显然，我们对有些关系的选择是不自主的，比如和我们的孩子以及其他亲密的家庭成员，但是另一些关系我们是可以选择的。

无论你的情况如何，你都可以做出选择，和给你生活带来负能量的人尽量减少联系。记住，你同样能有意识地选择是否让其他人伤害你。身体上的伤害永远都是不能接受的，而心理或感情的伤害则可以根据情况，通过富有同理心的沟通或感知来进行修正。通过富有同理心的沟通，你让他人了解你的感受，而不必言语攻击或让对方心存防备。如果必须和某个散发负能量的人在一起，你可以选择用不同的方式去感知这个人。可以说，这么做会让你吞下那颗苦涩的药丸。

当有人不够和善、品头论足或是尖酸刻薄时，我的做法是在脑中创造一个故事来解释为什么。比如，我可能会想象那个人的妻子刚刚离开他，或者他的妈妈可能患了癌症，又或者他正在应付自身的疾病。当我从不同的角度去看待相同的行为时，我会得到安慰。在现实中，我们的确不知道另一个人是如何应对生活的。通常当自己在关系中受伤，我们想到的都是自己。我们想，"哦，她这么对我"或"他就是来伤害我的"。事实上，这通常都和他们自己有关。你有没有在不知情的情况下伤害过什么人，当有人告诉你时，你完全不知道自己这么做过？你认为自己只是在忙自己的事。然而，你可能说错了什么话，或者采用了和平时不一样的做法，以致让他人很难接受。所以当我们转变观念并认识到问题可能不仅仅是针对自己时，这么做可以减轻我们的负担并将紧张的关系变得更有营养。

另一个转变观念的方式就是问问题。你有没有想当然地认为某人正在做什么，之后发现你根本是大错特错？不是说："哦，我知道你和你的哥们儿昨晚出去喝酒了！"而是问他："那么昨晚你做了些什么呢？"当然，是不带指责口吻地问。如果一个朋友忘记给你打电话，而你猜测他不再喜欢你了，可以说："嘿，最近你看起来很忙。是不是忘了给我打电话了？"其他你可以用来弄清楚讲话者意图的说法有："你说这话的意思是……""你是说……""换句话说，你是指……"。让那个人去澄清，并相信他。你可能现在不相信这种做法，但是简单地通过将假设置换成提问，你可以培养并创造更好的关系。

如果你在寻找生命中的伴侣，你可以创造出你渴望的关系并吸引生命中理想的配偶。事实上，这个过程比我们通常认为的要简单。我敢保证你有过找工作或房子的经验。在开始找之前，你通常会对想要找的工作或喜欢的居住空间有一个想法。你会在心里或在纸上列一个清单，上面有你想要拥有的属性。之后你收集资料并决定给某家公司发简历或去看某所房子。除非你处于绝境，否则你通常会对选项进行分类，会在众多标准的基础上做出有根有据的选择。我们中的一些人会冲动行事（瓦塔型人属于这个类型），但大部分人知道选择工作或住房是重要的决定，寻找伴侣亦是如此。我们倾向于使这件事情有所不同，但合理的选择能让你吸引对的人，并创造健康的关系。

❀ 吸引适合的伴侣的步骤和方法

有太多书都写过有关"吸引伴侣及保持亲密关系"这个主题，我的书绝对不是其中的一本。然而，就我自己读过的书和个人的体会，加上以意识为基础的方法，我可以从以下几个步骤开始。

写下你希望伴侣身上应该具备的一切。

这个过程类似于你过去所做的意向和渴望清单。用现在时并做肯定的陈述："我梦中的男人（或女人）是……"，不要有所保留。不限制时间，尽量多写，描述你可能的伴侣。

写下所有你在伴侣身上绝对不想要的。

比如："他不能抽烟""她不能成天坐在沙发上看电视"。

想象你未来的伴侣。

即便你不属于有创造力的类型，可你也一定读过书和看过电影。想象你和自己的伴侣在一起。她长什么样？有什么气味？是什么样的感觉？她穿什么？她做什么工作？你们俩周末会做些什么？晚上呢？假期呢？你们如何对彼此说话？想象能想到的一切并写下来。我在遇到爱人之前就做了这件事，在和他相识并约会了几个月之后，我回过头来读了我想象的内容。神奇的是，我所写下的人和我的爱人非常接近，相处方式也和我当时想得差不多。

成为你想要吸引到自己生活中的那种人。

假设你把诚实放在必要品质清单的第一位。如果你未来的伴侣必须诚实，那么你对自己就必须持有一样的标准。我曾经读过一句话，意思就是："你不会吸引到你想要的，你是什么样就会吸引什么样的人。"

开始寻找你的伴侣。

现今在线约会十分普遍，不过外出约会依然常见。在我寻找爱人的时候，我开始外出并去跳莎莎舞。我还去单身人士交友小组。对我来说，这一切很难，我有三个孩子，还有公司，但我保证让自己走出去。这向宇宙传递了一个信息："嘿，我单身。"回到找工作和房子的那个类比上去。找工作的时候，我打赌你找了很多不同的渠道，不会只有一条路。你可能会打电话给过去的经理；询问朋友、邻居和过去的同事；在网上发简历等。如果你在求职中就坚持一条路，可能需要花很长时间，寻找伴侣也是一样的道理。

对你的愿望清单不要妥协，绝不降低标准。

的确，人无完人，但仅仅因为有人对你感兴趣并不意味着你必须屈服，害怕再也找不到其他的人了。你伴侣的特质应该符合你愿望清单上的绝大部分，并且不该有你特别不喜欢的特质。

每天冥想并听从宇宙的安排。

保持坚定的信念，相信你的理想伴侣就在那里。你必须信任和相信，毫不怀疑，他会走入你的生活。我不断并反复地对感到绝望的单身朋友们说："你在开玩笑吧？有75亿人在那里，你却告诉我没有希望了？你的爱人就在那里。他（她）也单身，也在寻找你。你只需要相信这一点。"服从，请造物主把你理想的伴侣、你心中所想的那个他（她）送到你身边，然后寻找线索并遵循你的直觉。

疗愈你的关系

健
康
清
单

❏ 探究你与自己的关系。在和他人建立关系后，你是那个你想成为的自己吗？你感觉自己完整吗？

❏ 再次阅读"健康关系的十二个特征"。

❏ 着手编写你的"健康关系的十二个特征"，看看如何评估你的关系。

❏ 你的沟通是否带有同理心？你是不是拥有很好的词汇来表达自己的情感？

❏ 如果你身处一段关系中，你爱人是哪种督夏？在你们的关系中，你是如何照顾他（她）的主要督夏的？

❏ 如果你正在寻找一段关系，写下你渴望伴侣拥有的所有特征。你会效仿你期望吸引的人所具备的特质吗？记住，"物以类聚，人以群分"。

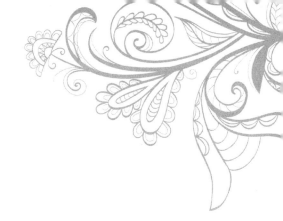

第八章
chapter 8 ·································健康的职业··································

> 知之者不如好之者，好之者不如乐之者。
>
> ——孔子

　　除了睡觉，我们在工作上所花费的时间可能比任何其他活动都多。1999 年美国政府的一项研究表明，美国人一周的平均工作时间为 47 小时，其中 20% 的美国人一周平均花费在工作上的时间为 49 小时。[1]

　　伦敦大学学院（University College London）2012 年的研究发现，职业压力会提高心脏病发作的风险并会加速衰老过程。[2] 另一项 2012

---

① 报道于《职场压力》（Workplace Stress），美国压力协会（American Institute of Stress），具体日期不详，登录于 2014 年 11 月 14 日，www.stress.org/workplace-stress/。
② 《不断上升的工作压力：调查发现每 10 名美国人中有 8 名职场压力过大》（Work Stress on the Rise: 8 in 10 Americans Are Stressed about Their Jobs, Survey Finds），《赫芬顿邮报》（Huffington Post），更新于 2013 年 4 月 12 日，www.huffingtonpost.com/2013/04/10/work-stress-jobs-americans_n_3053428.html。

年所做的研究显示，与工作相关的压力会增加妇女患糖尿病的风险。

如果想要过上平衡的生活，我们就必须做这方面的疗愈。如果你喜欢自己所做的工作和从事的职业，很好，你可能不需要本章中的信息。但如果你对自己的工作或职业不满意，那么你的健康，也可能是你的生活，就都要依靠改变处境或你对处境的看法来改善。你的工作或职业可能与达摩相联，但也不一定非得如此。如果你还没有通读过有关达摩的章节，我建议在开始本章之前，先回过头去读一读那一章。

❀ 日常工作

我们中的许多人做工作是因为不得不做。我们得付账单、买衣服和食品、还要支付杂七杂八的费用。大部分对工作不满意的人发现，他们受到了我称之为"金手铐"的束缚。他们告诉自己，你有一份工作，那么你应该心存感激，失业本身会出现各种问题。至少你有钱可以付账单。那些就是"金手铐"，那些人是最遭罪的。通常他们的身体健康状况不佳，同时还伴有一些心理障碍，比如焦虑或沮丧。一般我们做工作是因为不得不做。法国人有句俗话用来描述典型的巴黎生活："Metro, boulot, dodo."翻译过来就是："地铁，工作，睡觉。"如果你发现自己正是如此——要么是为钱所困，要么完全停滞不前，也许是时候做些改变了。

❀ 做你喜欢的并爱你所做的

当谈及你的职业时，你有两个选择：热爱或学着爱上你目前的工作；或者找一份你挚爱的工作。

爱上你所做的事可能牵涉观念的转变。你可以是一个收垃圾的人，并找到理由爱上你的工作。让我们假设就是这样的情况，然后这可能是你的理由：清晨的时光很棒，我可以看到日出；我可以下午休息，并和孩子们在一起；我可以清理街道，让它们看上去美美的。你的工作是什么无关紧要，如果你相信你正在做的事很有意义，那就是有意义的。有好几年，我都去离家不远的某个杂货店购物，通常都是在一个女士那里结账，她真是个难能可贵的人。每次我见到她，她都满面笑容。说话时她会看着我的眼睛，她的双眼则闪烁着光芒。这让我感到很惊奇，嗯，因为她就是个在杂货铺负责结账的女士而已。是什么让她如此开心？我们每一个在她那里结账的人都清楚，她热爱自己的工作。就凭这点，我每次去这家杂货店都会专门找她结账，她的乐观开朗能让我高兴一整天。

如果你对自己就业或工作的地方不满意，你能找到办法爱上它吗？通过转变自身观念，仔细审视一下目前的状况并做出决定，看看你是否能够爱上自己的工作。

让我们假设答案是否定的，你找不到办法去爱你现在所做的事情。如果是那样的话，是时候做出改变了。

❀ 寻找事业的更高目标

> 寰宇皆舞台，世人为优伶。
>
> ——威廉·莎士比亚

通常人们对工作不满是由于感觉自己起不到什么作用，无论是在工作场所本身，还是在受工作影响的生活中都感受不到这种作用。我们已经知道你生命中的相当一部分时间花费在了工作上，那么如何使你的工作有意义呢？

你应该创造生活和事业，这其中有无限的可能，只要你知道自己想要什么。正如莎士比亚所说的那样，你和我都在生活中扮演角色。在你的视野中，你应该确定要努力成为哪个角色，书写你自己的剧本。任何局限都仅仅存在于你的心中，存在于你内心不断向自己重播的录像带上。

在创建"阿育吠陀之路"瑜伽和健康活力工作室之前，我没有任何从商的经验。我对市场营销、运营、销售和财务一无所知，也还没有接受任何关于瑜伽、冥想和阿育吠陀方面的培训。当我向那时的丈夫宣布打算创业的时候，他持怀疑态度。他向我保证，我已经远远超出了自己的能力范围，所以注定失败。当我告诉他我准备花费大约2万美元接受所需的培训才会考虑创业的时候，他显得不以为然。他借给我钱，自始至终都认为我只不过是个不切实际地做白日梦的人。他的反应很正常。如果让你真正地评判，你就会知道我成功的概率很低。有一件事是对我有利的，那就是我相信自己能够做到。我改变了思想状态，从怀疑转变为坚信自己可以创业，而且我必须这么做。我可以很骄傲地说，6年的投入，我的事业很成功。这条路走起来并不轻松，一路上我也一直在犯错。但是我可以确定地说，我爱我的工作，去工作室的每一天我的脸上都带着微笑。

在我身上，我的工作就是我的达摩，或者说我的生活目标。但这是否意味着你的工作——支付大部分账单的工作，必须是你的达摩呢？这倒未必。目前，你的爱好或天赋可能还不够，你梦想的工作可能还不足以支付账单。这没关系。你可以这样构建你的生活，可以白天工作，晚上做兼职，这也可以让你照样拥有自己的达摩。下面我举几个例子来说明。

我的一个阿姨是一家五金店的经理，她在那里做了 30 年。她的丈夫在一家汽车公司做工程师，同样也工作了那么多年。他们俩积累了足够维持生活的养老金之后就一起退休了。退休后他们培养了一个爱好——木雕。他们用木头做出了非常漂亮的物件。做出许多木雕之后，他们参加了工艺品展览并卖掉了自己做的产品。他们并不是因为必须制作和销售而做，而是因为他们热爱手工艺。

另一个故事是关于我姐妹的朋友的。白天，他是一家博物馆的馆长。晚上他制作护腕——用旧皮带和金属铆钉做成的一种手镯。开始时，他只是给朋友们做，当他意识到有很多人喜欢后，便决定销售它们来赚点钱，而因为他的原材料都来自二手店和五金店，所以每只手镯的成本也就几分钱。他的回报则是投入的 20 倍。他周末在艺术展览会上卖手镯，赚的钱比本职工作挣得还要多。

以上两个例子展示的是具有艺术才能的人，不过你的天赋可能在别的方面。我知道有人喜欢园艺、烹饪或者为穷人服务。如果你知道自己喜欢做什么，但找不到一种方法把它变成你的职业，那么先保留你的日常工作。不过之后选择一份令你满意的工作则变得更加重要，只有那样你才会有能量去释放你的才华和热情。

❀ 在并不是你达摩的职业生涯中寻找达摩

达摩是使用造物主赋予我们的天资服务于他人的方式。我的达摩就是教他人健康地生活并充分发挥他们生活的潜力。如果没有从事目前的工作，我还会做这个吗？答案是："会的，一定会！"事实上，我一直都在做这件事，只是自己没有意识到而已。一旦你通过达摩章节的作业找到自己的达摩，或者早已知晓自己的达摩，你就能将其运用于任何生活状况中。我的女儿是位出色的插画师和艺术家。她在学校时就为社团创作海报，从零开始为动漫大会制作服装，为家庭成员的生日和节日画贺卡。实际上她没有将艺术作为职业（她决定追寻另一条职业道路），她用造物主赋予她的天资，用她创造出来的美，令周围的人快乐。

让我们假设你酷爱照顾宠物。你能不能为出城过周末或度假的同事开办宠物托管的服务？你可以告诉大家你愿意在家照顾宠物，但需要收点费用。最终，你可以在满足自身达摩的需要的同时，让那些休假的人不必再担心家里的小狗。你能想象你将在工作场合中所创造出的那种温暖舒心的感觉吗？

这其中有无限的可能。

想象你的达摩是烹饪。日常工作中，你可以在同事中创立一个基金，让每个人在罐子里放 20 元钱，可以是为正在生病的同事，或者为刚有新生儿或有人去世的同事，以及那些可能没有精力自己做饭的同事准的。你用收来的钱，为有需要的同事做几顿美味的餐食，再附上一张卡片，让所有出钱的人都签上自己的名字。这样，你不仅展示了自己的才能，帮助了有需要的人，还在工作场所营造了集体的归属感。

我认识一位女士，她的达摩是教授瑜伽。她到所在公司的人力资源办公室，说她愿意每周一次无偿地教授瑜伽课。

既然你毫无疑问地富有创造性，那就让我们找出阿育吠陀身心类型是如何在职业健康中发挥作用的。

❀ 尊重你的天性：瓦塔、皮塔、卡法型人的理想工作

你的原初体质，或者说你的天性，将在某种程度上决定何种工作会让你保持平衡。

瓦塔型

由于瓦塔型人受到风元素和空元素的支配，因此他们倾向于进入创造或通讯领域。瓦塔型人通常是艺术家、作家、演员或属于其他创造性领域。他们还会受到与人打交道的职业的吸引，比如市场营销、销售或者人力资源。由于规律生活让瓦塔型人保持平衡，他们不太喜欢时间不规律、值夜班和需要经常出差的工作。虽然瓦塔型人因新鲜和令人兴奋的环境而开心，可太多的变化会让瓦塔型人失衡。在稍微经过安排的环境中，即使创造领域也可以这么做，这会让瓦塔型人保持平衡。

对瓦塔型人的建议：保持清醒和专注力，不要仅仅为了改变而离职。如果你每天都感到无聊，看看能不能在本公司或工作单位内转换不同的岗位。不管怎样，频繁地更换工作只会让你的生活失衡。虽然你可能渴望改变，可有时那却是你的死敌。当你全神贯注于工作时，可在手机或电脑上设个闹钟，提醒自己休息一下，吃点东西。中午出去散散步会有助于消耗瓦塔型人充沛的精力，并帮助你在接下来的时间里保持专注。

皮塔型

皮塔型由火和水组成，这类人热情并以目标为导向。他们热爱教育、学习，并喜欢与世界分享所学的知识。经常会看到皮塔型人担任领导职务，他们是好的教育者、政治家、律师和医生。平衡的皮塔型人会是强有力的领袖，他们组织性强、一丝不苟、井井有条。他们是热情且雄辩的演说家。皮塔型人十分聪明，不过也可以变得爱控制、善支配。皮塔型人需要用有效管理的讲座或研讨来平衡其领导力，这能教会他们对他人产生同理心，否则他们会在工作中变得专横。当皮塔型人进入一个竞争激烈的工作环境时，就需要特别注意。由于其好竞争的天性，他们会上紧发条一连工作数小时，过分注重工作，导致他们胃酸过多、溃疡或心脏病的发生。智慧平衡的皮塔型人会学着对其忙碌的工作安排时不时地说"不"，以便为运动、家庭和闲暇留出余地。

对皮塔型人的建议：认识到在工作中不是很多人都像你一样是个完美主义者，但那并不意味着他们就没有良好的职业道德，那仅仅表示他们和你的标准不同。不要指责他人未能达到你的期望，而是提出一到两条有针对性的具体要求来作为有建设性的批评建议。同时要认识到，工作并不会给你带来最大程度的幸福，因为你总是会要得更多。确保在工作之外保持健康的生活：不断滋养友谊和家庭生活，花时间让自己沉浸在大自然中，为祷告和精神上的修行留出时间等，这些会帮助你放下一些控制上的需求。

卡法型

有板有眼、注重细节、沉稳持重都是用来描述卡法型人的词汇。卡法型由水和土组成，这类人在任何组织机构中都值得信赖。卡法型人不喜欢改变，因此找到让他们快乐的职业尤为重要。卡法型人会坚守岗位，即使他并不喜欢这份工作，因为稳定比快乐更重要。卡法员工通常和皮塔老板会是很好的互补，因为他们友善、慈爱、宽容。总的说来，卡法型人是不会惹皮塔型人发脾气的。他们喜欢不是太过匆忙的工作，这不是其天性使然，而是喜欢慢工出细活。他们有着超强的耐力，可以长时间工作而不感到疲倦。

对卡法型人的建议：工作中，学会偶尔说不。你温和的性格容易让你承担更多的工作，仅仅是因为别人都依靠你。你的同事知道你可以依赖并且值得信任。他们还知道你人好且善良。无意中，他们可能会利用你的好心。即便你知道自己有绝佳的耐力完全可以应付，可你的怨恨还是会不断累积，并感到肩膀上过重的工作压力。这种压力会导致你暴饮暴食或者变得情绪低落。在你感觉应接不暇时说"不"，会让你保持平衡。另一种保持健康的方法就是在单位中组建一个徒步俱乐部，午休时和你的同事一起散步。当刺激你的卡法身体，让一切动起来的时候，你会感到更加强壮有力，同时更有能力来维护自己的权利。

创建一份改变目前工作、找到理想工作的计划

回答以下问题并开始思考你想如何改变目前的职业健康状况。

1. 我对目前的工作满意吗？为什么满意？为什么不满？

2. 我的达摩，或者生活的目标是什么？

3. 我目前的工作状况能满足并实现我的达摩吗？如果不能，我能不能在目前的工作中找到一种方式来实现我的达摩？

4. 我的理想工作必须包括什么？想一想环境、职位、工作量、工作时间、薪资、福利、公司前景、管理、假期、单位和家的距离等。

5. 如何创造我的理想工作？如何将自己的达摩和工作相结合？

这是我的事业、职业或工作清单：

实践

健康的职业

☐ 你喜欢现在做的工作吗？你能喜欢上它吗？

☐ 对你而言，什么是你职业生涯的更高目标？

☐ 你是如何在并非你达摩的工作中找到达摩的？

☐ 找出你的职业是如何承载你的阿育吠陀身心类型的。

☐ 完成作业，做一份转换目前工作或找到一份理想工作的计划。

健康清单

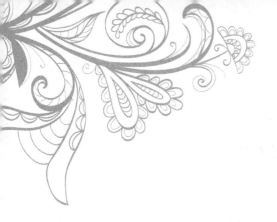

第九章

健康的财务状况

> 金钱不是一切……
> 但它就在那儿，和氧气一样必不可少。
>
> ——丽塔·达文波特

金钱！这个话题永远都让人感到情绪复杂。而且无论在什么情况下，我们所有人都必须了解并应对这个话题。几百年来，谈论金钱都是个禁忌，询问他人的收入也是不礼貌的。金钱的话题只能关起门来说，甚至可能根本就不能谈论。在美国，直到 20 世纪 50 年代，都是由丈夫负责家庭财务的，他们每周给妻子一定的花销。慷慨的丈夫除了会给妻子购买日常用品的钱和用于孩子们的费用，还可能会额外给一些钱，好让妻子能够去护肤或美发。但是不工作的妇女并非就有了保障，因为不确定何时她们的丈夫会去世或离她们而去。对于职场中的女性而言，情况发生了改变，但我们对金钱和理财的认识却没有什么改变。

根据美国联邦储备 ① 的统计分析以及其他政府数据，截至 2014 年，美国家庭平均信用卡债务为 7274 美元。② 但是如果我们只考虑负债家庭的话，家庭平均信用卡债务的数字就变成了 15593 美元，抵押贷款债务为 153184 美元，学生贷款债务为 32511 美元。25% 的美国家庭的信用卡债务都高于应急储蓄资金。③ 事实很清楚：当谈到金钱时，我们面临着严重的问题。

❁ 你的财务状况与你的健康

不要欺骗自己去相信金钱不会影响你的健康。生活中你有没有担心过金钱？你有没有想过从哪儿能弄到钱来支付下一笔账单、交房租，或还按揭，或把车修好？你和配偶谈起钱的时候有没有感到过不舒服，尴尬不安，甚至想着可能会引发争吵？即便你的财务状况良好，你在借钱给有需要的朋友或家人后有没有感到生气，没想到他们根本不想还钱？

不断增加的压力会导致应激激素的增加、溃疡、抑制免疫系统机能以及血压的升高。对金钱的担忧会影响人际关系和我们的情感健康。

金钱影响着我们的方方面面。我们对金钱的看法有时会以我们都无法理解的方式牵引着我们。在我们的成长经历中，即便对金钱只字不提，我们仍学会了很多。但我们中的大多数人，都没有真正地学会

---

① 美国联邦储备（Federal Reserve），也称作联邦储备体系。

② 《美国家庭信用卡负债统计：2014》（American Household Credit Card Debt Statistics:2014），讷德钱包金融网（NerdWallet Finance），2014 年 11 月，www.nerdwallet.com/blog/credit-card-data/average-credit-card-debt-household/。

③ 《2012 年美国消费者负债统计》（U.S. Consumer Debt Statistics 2012），可视化信息视觉图形平台（Visual.ly），2013 年 1 月 8 日，http://visual.ly/us-consumer-debt-statistics-and-trends-2012。

过如何管理金钱。

阿育吠陀认为，金钱即能量。我们的部分职责就是不带贪婪之心地在生活中获取金钱。阿莎——人生四个目标之一，或者说家庭财产的累积，被视为一种必需。金钱在我们的生活中流入流出，事实上是有高低起伏的。但伴随着我们自身的意愿、欲望、焦虑或恐惧，我们会阻止金钱的双向流动。因此，我们在金钱方面必须留意自己的想法和行为，避免紧紧攥着钱不花或者不明智的消费。

就金钱和财富而言，督夏多少会左右我们与生俱来的倾向。瓦塔型人挣钱快，花钱也快，特别是把钱都花在一些无关紧要的小东西上，他们经常会发现自己没钱了。皮塔型人会努力积累财富，不过他们品位很高，喜欢把钱花在奢侈品上。卡法型人善于储蓄，很能守财。

✿ 摒除贫穷的思维模式

我们中的大多数人都是在贫困的意识下成长起来的，这是一种"我拥有的不够多"的心态。你可能听到人们说过这样的话，"钱不是从树上长出来的""我们可买不起这个""我是靠薪水过日子的"，还有"一旦我中了彩票，就可以享受生活了"等。当你认为你拥有的不够多时，就真会如此吗？

我成长在一个母亲不断告诫我们很贫穷的家庭中。我们总会听到："我们很穷，我们买不起这个。"她确实让我们相信了这件事。我讨厌听到那些话，不过打心眼里却从来没有真正相信过。是的，她是位单身母亲，不得不去做服务员来完成学业和支付账单。不过可怕的是，即便当她已经成了一名经验丰富的教师，每年有 7 万美元的收入时，她仍然说自己很穷，那种心态从未改变过。19 岁时，我开始周游世界，看到了真正的贫穷。我意识到生活在美国的我们并不贫穷，虽然我们可能会说自己很穷，可我们有地方住、有电视看，还有车开。和世界上一些国家相比，我们很富有。态度决定一切。

贫困心态会毒害对富足和财富的看法。我曾经看过一期《奥普拉脱口秀》[①]特辑，那一期是在印度录制的。她探访了位于孟买贫民窟中的一个家庭，在那里找到了一家四口——丈夫、妻子和两个女儿，他们生活在 100 平方英尺（约 9 平方米）的地方。现在想象一下，整个屋子就 10 英尺（约 3 米）见方。在那样一个家里，他们要做饭、吃饭、玩耍和睡觉，而厕所在户外。丈夫骑着摩托车去上班，把大部分挣来的钱都用在了两个女儿上私立学校上。接下来是令人惊讶的部分：他们一家人几乎没有什么物质财产和生活必需品，但是过得很快乐，他们认为自己不是穷人，而是中产阶级。

你可以没有什么钱，但感觉很富有；你也可以拥有很多钱但感觉很贫穷。一切都在于你怎么去想。

实践	**总结并反思你的金钱观**
	在完成以下提示的问题时坦诚地面对自己。答案没有对与错。只要注意你对金钱的认识。一旦你有了认

---

① 奥普拉·温弗瑞（Oprah Winfrey），生于美国密西西比州科修斯科，演员、制片人、脱口秀主持人，是当今世界上最具影响力的女性之一。其主持的电视谈话节目《奥普拉脱口秀》连续 16 年位列同类电视节目首位。该节目在播出 23 年之后，于 2011 年 9 月 9 日落幕。

	识，你就可以选择是坚持你的想法还是去改变它们。
实 **践**	1. 在我成长的过程中，我认为金钱是如下这般的： 2. 我的父母或其他照料者不断重复的有关金钱的叙述是这样的： 3. 目前我的财务状况是： 4. 现在我对自己不断重复的有关金钱的叙述如下：

✿ 像尊重能量般尊重金钱：有舍才有得

正如我上面所说的，贫穷意识和富足意识都是心态。即便你深陷贫穷意识中，仍能训练自己用富足的心态来取代它。尽管这做起来并不容易，不过经过持续的训练还是有可能的。

练习感恩

我已经提及这点，不过它值得重申：感谢你生命中已经拥有的部分是发现财富和富足最好的方式。每一天，感谢赋予你生命的人，感谢出现在你生命中的配偶或爱人，还有孩子。感谢你的朋友、同事，以及任何给你生活带来影响的人。留意你生活中已经拥有了多少东西，即便你的银行账户空空如也。看看你的家，你的家具、汽车、衣服、餐具、干净的饮用水——生命中所有的一切。接下来将这个意识扩展至包括整个地球。凝望太阳，留心观看鸟儿、树木、花朵和动物。欣赏大自然之美，感恩你有能力去欣赏它。感谢你的五种感官、你的四肢和健康。你是真正幸福和富足的人。

给予他人

你可能会想付出怎么会让自己富有和富足。记住，金钱就是能量，你给出去的会再回到你这里来。每一种宗教都告诉人们要给予。我读过的所有关于创造财富的书都陈述了同样的内容，即如果你想获得钱财的话，就必须从已得中拿出一部分来。许多哲学都认为你应该付出总收入，即税前收入的10%。理财大师苏茜·奥曼[①]在其著作《九步达到财务自由》（*The 9 Steps to Financial Freedom*）中指出，你应该问问自己的内心需要给予多少。如果你心里说的是5%，听从心灵的智慧。如果你的内心告诉你应给予10%而你只付出5%，那么你仍然保留着贫穷意识。相信你拥有的足够多将向自己证明的确如此。当你犹豫不决，害怕未来没有足够的金钱时，就会继续接纳贫困并戴上它的枷锁。

在此分享一个我在法国的经历。上大学时，我住在一户法国人家中，按照欧洲标准，他们算是中产阶级了。他们生活得很好，不过并非大富大贵。住在他们那里的时候，我们一直都吃得很好。首先是一道小小的开胃菜，之后则是蔬菜，比如淋着酱汁的烤芦笋。

[①]　苏茜·奥曼（Suze Orman），从女招待到亿万身价的全球第一理财师，被《今日美国》誉为"女性理财权威"。她所著的理财图书连续三次登上《纽约时报》畅销书排行榜。她是美国全国广播公司商业频道（CNBC）的个人理财编辑，还主持了苏茜·奥曼节目，同时她还是《奥普拉》杂志的特约撰稿人。

接下来是肉菜，是一块肉，分给坐在桌旁的所有人，包括客人们。然后我们总会吃一小份沙拉、酸奶或奶酪，或者来一块水果作为甜点。在整个用餐过程中，我们有法棍可以吃。让我感到惊讶的是主菜——肉或者鱼，总是能分成可以满足宾客食量的份量。如果有其他客人出现，也没有问题，每个人就比之前分到的少一点儿而已。主人一点儿都不会回避，只是可着现有的主菜使用。她从来不会因为食物不足而道歉，相反她感到很自豪，无论是谁来到她的家里，都有东西吃。

回到美国后，我注意到了人们处理相同情况时的不同做法。如果主人不能保证每个人都有一块牛排，她要么会出去多买几块，要么就是少邀请几个人。她心中认为，东西不够多。你可以看出法国人家是如何表现出富足意识的吧？

我的经历教会我把慷慨付诸实践。我承诺在把收入花在其他东西包括账单之前，先拿出收入的 10% 用于付出。奥曼建议在收到薪水之前，先把要给慈善机构或捐助个人的支票写好，这样做你更能信守承诺。当你收到薪水时，立刻派出你的礼物。当然，永远不要为了给予而负债。换句话说，如果你不能立即还清账单，就不要用信用卡支付礼物。

最后，给予总发生在你和造物主之间。不要担心钱会去哪儿或者这些钱将会怎样被花掉。做好研究并做出明智的选择，但是最终你获得的是为了给予。你的礼物必须是无条件的，这样才能发挥其作用。你向宇宙发出信息——这些钱并非真的属于你。它是个礼物，就和你赠送出去的其他礼物一样。

捐助金钱的承诺

　　一些宗教把金钱上的给予称作十一捐。该理念就是拿出你收入的一部分支持慈善事业。在这个理念中，你将决定要给予多少金钱以及决定把钱给谁。如果你现在不能确定自己能负担多少，那就承诺给予一定的金额之后再做调整。

　　你承诺给予多少金钱？

　　你将把钱给谁？

实践

❀ 废除债务计划并创造你生命中的财富

　　我们现在已经明确了你的健康和财务状况直接相关。债务会压得你喘不过气来，并一直让你受着债主的奴役。如果你没有负债，那么恭喜你，你在财务方面做得很棒。你可以略过这部分，或者你也可以读一读，以确保你永远不会让自己陷入负债之中。

　　在美国生活的大多数人都有一定数额的负债，无论是信用卡欠款、汽车贷款、按揭贷款，还是个人债务。我读过很多有关个人理财的书籍，我发现有两个作者的书很有帮助，他们是里克·埃德尔曼[①]和苏

---

① 里克·埃德尔曼是美国著名的金融顾问之一，曾获得皇家联盟公司颁发的三项杰出奖，《即时行情》杂志将其命名为"年度金牌顾问"，世界投资集团三次将其评为"年度金融计划师"，《华盛顿人》杂志称其为"华盛顿地区顶级金融专家之一"。

茜·奥曼。如果你想彻底改善个人理财状况的话，我推荐你读一读他们的书。但是现在，这里有几项建议可以让你开始甩掉债务。

列出你所有的债务清单以了解实际的金额

对自己隐瞒真相没有用处，反正你总归都要还掉这些账。在表格中写下借款人、债务到期时间以及最低还款额的截止时间。

首先开始偿还小笔欠款

当你还清一小笔欠款时，你就可以将收入用于支付数额更高的债务。我从里克·埃德尔曼那里得知，这是一种心理转变。一开始先从小额欠款还起似乎不合逻辑，因为数额较大的债务利率可能相对较高。埃德尔曼的解释为偿还小额欠款会让我们的精神振奋，从长远角度来看，实际上这种方式会让还清所有债务变得更加轻松。下面让我举个例子说明，比如说你的百货公司卡欠 252 美元、维萨信用卡欠 455 美元、万事达信用卡欠 2400 美元。最低还款额分别为 25 美元、35 美元和 75 美元。你知道你可以增加额外的 50 美元来还清欠款。那时你要付给百货公司 75 美元、35 美元给维萨信用卡、75 美元给万事达信用卡。你一直这样还款直到还清了百货公司卡上的欠款。现在，我们假设在此期间你没有在这些卡上累积更多的债务。一旦你彻底还清了百货公司卡上的欠款，你就可以用那 75 美元来还每个月的维萨信用卡。你的还款金额现在变为维萨信用卡 110 美元、万事达卡 75 美元。虽然总体上你仍然要还 185 美元，可是一旦还清了第一张卡，你就有更多的钱去还第二张信用卡，你确实看到情况好太多了不是吗？维萨卡还清后，你就能把 185 美元全部用来还万事达卡了。

不要欠家人和朋友的钱

你的家人和朋友是你的命脉。如果你跟他们借钱，就先还清欠他们的钱。通过乔的管道公司或美国运通卡等都可以，它们是公司而且和你的个人生活无关。是的，它们会收利息，但是人情比金钱更重要。重视你的人际关系以及你在其中建立起来的信任。即使朋友和家人对你说："小事一桩，等你有钱了再还我。"相信我，这不是小事。你的诚实、信用和自我价值全都在于这个事实，那就是你也会把钱还给出于好心而借钱给你的家人和朋友。

先回报自己

这个理念是我从励志演说家及作家安东尼·罗宾斯那里学到的。留出每个月你要投资的钱，要放到退休基金里的钱，以及要放在应急储蓄里的钱。时间就是金钱，越早为自己投资，你的钱积累复利的时间就越长。

不要为了给孩子攒大学学费而放弃自己的退休基金

奥曼指出，这是大多数父母所犯的最大错误。如果你不为退休做储蓄的话，那么谁会为你这么做？谁能在你退休后从经济方面照顾你？如果要在孩子的大学学费和你的退休基金之间做个选择的话，永远都要选择退休基金。你的孩子大学毕业后还很年轻，有能力去赚钱，而你则没有。如果他们没有其他选择的话，就会自己承担起偿还学生贷款的责任。而另一方面，退休之后，你将一无所有、无所依靠。如果现在不攒钱的话，退休之后就没有钱。

教育自己并开始谈论金钱

你读的有关个人理财的书越多，对它的恐惧就越小。在本书末我推荐了书单，会帮助你着手了解有关理财的知识。这个书单里的书都是我的最爱，我敢保证你会觉得有用，其中的原理也很容易应用。

就像我之前说过的，谈论金钱会让人不大舒服。如果你和某人共同负担费用，比如配偶、伴侣或家庭成员，就要谈论这个话题。要意识到，当你谈论金钱时变得越舒服，整件事就会变得越轻松。当你谈起这个话题时，陈述这样一个事实，即金钱和人的个性没有与生俱来的关系。金钱就是物品、概念和能量，仅此而已。它和我们的个性没有关系，所以不应该有人感到被激怒。你和你的配偶、伴侣或家庭成员可能对金钱有不同的看法，但可以做一个约定，说明目的是创造健康的消费模式，而不是批评对方或接受个人攻击。

如果你有孩子，可以经常和他们谈谈金钱，并给他们一点儿可支配的钱，向他们解释给予和投资。5 岁大的孩子就可以理解金钱的概念了。在孩子身边要留意你们有关金钱的谈话以及常用的语言。记住，孩子会听到你们的话并形成自己对金钱的看法。

留出享乐费用作为庆祝

通常，当我们感到内心不满足时，我们会把给其他人钱或者投资作为对自己的惩罚，但我们不会用一些好的或者有趣的东西款待自己。你努力工作是为了钱。如果你不能享用它，那么赚钱有什么用呢？每个月为自己留出一笔看上去合理的费用，就是用来让自己开心的。买下那双你一直想要的上百美元的鞋子，好好做个按摩，和几个朋友一起去高档饭店吃顿饭。严守你的享乐费用预算，但享受时不要带有任何负罪感。

　　如果不这么做，我们就创造了"橡皮筋效应"。压抑并匮乏得太厉害，橡皮筋就会崩断，我们会发现自己气得发狂。我们感到太过局促，以至于出门立刻就刷卡消费1000美元。这么做了之后，我们感到很糟糕，又回到匮乏模式。你能看到这种破坏性模式吗？所以今天就把享乐费用的金额定下来。如果你已婚，有一方留在家里照顾孩子，那他（她）同样也要有享乐费用。我结婚的时候，我们把这笔钱称作"不要问"费用。我们俩都在家庭预算中放入同等金额的钱，我们可以用它做任何想做的事。任何情况下，另外一方不得过问这笔钱是怎么花的。可能用来买了100元的巧克力，这都没关系。我们都应该在财务上创造健康的平衡。

疗愈你的财富力

健康清单

- ❏ 看一看你的财务状况，你是否相信财务状况会影响你的健康？
- ❏ 关于金钱你的心态是怎样的？对于你来说，金钱的内涵是积极的还是消极的？
- ❏ 每天练习感恩，感恩你所拥有的一切。
- ❏ 每天给予他人一些东西。训练你的大脑，让它完全确信你有足够多的钱可以给予他人。
- ❏ 制订计划，甩掉你可能负担的任何债务。
- ❏ 选两本个人理财的书并开始阅读。
- ❏ 如果你和他人共担费用，安排一次有关健康消费或预算的谈话。
- ❏ 拨出一定数量的金钱用于享乐，并坚持下去。

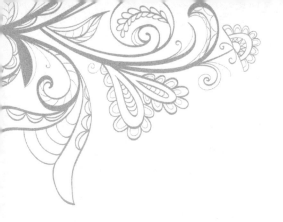

第十章
chapter 10 ....

健康的环境

> 除我以外的一切都是环境。
>
> ——阿尔伯特·爱因斯坦

　　阿育吠陀认为，环境是你延伸的身体。你肉体之外的一切都是身体的延伸。想象一下！在西方，当我们谈到环境时，通常都是指某种形式的运动。我们必须环保——也就是说，我们通过回收利用减少碳排放、驾驶低排放或零排放的汽车、重复利用袋子和盒子等行为来保护环境。我们会思考全球变暖和极地冰川融化的问题，而阿育吠陀将这个定义扩展到我们身体之外的所有一切。当你停下来去思考这件事时，阿育吠陀的定义创造了极强的责任感，并且让你更加清醒地认识如何选择和创造自己的生活。

　　我们的环境包括我们的住所、汽车、房间、办公室、认识的人、拜访的地方，当然，还有整个地球和宇宙。环境的某些层面我们可以直接控制，另一些则不能。本章中，我们将探索对不同环境的掌控方式，让你更加健康、快乐地生活。

我们的感官体验是健康的重要组成部分。我在疗愈的道路上，读了一本很棒的书，是安德鲁·韦尔博士[1]所著的《八周强身法》(8 Weeks to Optimum Health)。其中有一项练习，他建议你给自己购买鲜花。刚开始，这看上去十分荒谬，我认为鲜花是用来送给别人或者别人送给你的东西。但是我坚持执行，每周都买，连续八周我都给自己买一束鲜花。你不会相信单单一束鲜花出现在我厨房中所产生的效果——每次走进厨房我都非常开心。它点亮了我的情绪，让我想要打扫厨房，好让这些花看上去更漂亮。你相信我会为了一束花打扫厨房吗？那里正是环境的一个层面。

通过韦尔博士的书，我还学到了尽量减少不必要的感官输入，直到15年后的今天，我仍然遵循着这条建议。阿育吠陀也有相似的观点，你要留意进入自身感官的东西。我们每天都在图像和声音的轰炸之下，甚至都意识不到它们对我们的健康可能带来的影响。

我说的都是司空见惯的东西，从看到的新闻到不断播放的广告。在家里，我们可能生活在电视或广播喋喋不休的声音之中，有些人晚上睡觉会开着电视整宿不关。我们受到暴力和消极图像的影响，即便我们可能没有意识到和察觉到它们。片刻不宁会使我们不安、紧张、注意力不集中。夜晚不断闪烁的电视屏幕会干扰褪黑激素的释放，这

---

[1] 安德鲁·韦尔博士（Dr. Andrew Weil），美国哈佛大学医学博士，世界结合医学领域的先锋人物。曾为《时代》周刊专栏作家，《纽约客》《自然》等杂志撰稿人，现任美国亚利桑那大学临床医学教授、亚利桑那大学结合医学中心主任。《时代》周刊评其为"美国最具影响力的25人之一""全球100位最具影响力人士之一"。代表作《自愈力》《八周强身法》等成为国际自然医学领域的权威著作。

种激素需要绝对的黑暗。

✿ 最大化健康感官输入

当你密切关注五种感官的每一种，并有意识地选择激励治愈的时候，疗愈就会发生。五种感官中的每一种都对应着一种督夏。

味觉

选择新鲜、有机、本地化的食材，让一碗碗新鲜的水果围绕着你。即便只是你自己吃，也要确保每盘食物都色彩缤纷且摆盘讲究。耐心品尝你的食物，慢慢咀嚼，当你尽情享受每一口食物的时候要保持安静。阿育吠陀建议我们每餐都吃全六种味道，当身体感觉味道时，身心是相通的。感觉到味道时，我们可能会吃得少些。当我们鉴别味道，在意识层面仅仅选择喜欢的味道时，我们很少会选择不健康、有人工添加剂或者油腻的食物。你有没有吃过刚刚摘下来的苹果或杏？那种身体里的感觉和你吃快餐里的薯条时大不一样。有时间你可以试试看。闭上眼睛，品尝新鲜、健康的食物，然后，再去吃种不健康的食物。当你变得越健康越敏感时，你更有可能去拒绝不健康的食物。我和我的孩子们一起这么做过，我训练他们品鉴美食。现在他们已经十几岁了，当他们尝到不健康的食物时，自然而然地知道其中的差别并拒绝它。你的身体是一种环境，味觉十分重要，可以阻止毒素进入你的身体。

嗅觉

嗅觉和味觉紧密相连。你有没有过在感冒的时候吃东西发觉吃不出味道？通常当你鼻塞的时候很难尝出味道。让你周遭的环境保持闻起来很怡人。我们的嗅觉和神经相关联，这是很强烈和基本的感觉。找到你喜欢的香水，其他的人也会很享受。你会知道，因为人们会对你说："你闻起来好棒！"这会让你和他人都感觉很好。在卧室，找到一种宜人助眠的气味。有的人喜欢薰衣草、茉莉或洋甘菊。在家做饭会营造出平和幸福的家庭氛围。冬天里文火煲煮的汤羹或炖菜，以及夏天的烧烤，似乎都会带来美好的回忆并与周遭的环境建立起强烈的神经关联。

我自己的经历是，10年前，当我走进一家印度餐馆时，我感到非常开心。那时，我很少吃印度菜。我和妹妹还有爸爸一起走进一家印度餐馆吃饭，那里的气味把我带回到了姨妈的厨房。那种味道我怎么也闻不够，它让我开心、轻松、惬意、安心。想象一下，一种味道居然能办到这一切！我的父亲来自中东，我意识到印度烹饪中使用的香料和中东菜肴里用的一样。对于我来说，香料的气味不仅仅意味着美食，更代表着家中的爱、舒适以及文化与传统。

想一想你希望环境中有的味道。可能是鲜花的味道？你喜欢的烤面包的味道？你在家中做的拿手菜的味道？记住，你在通过选择身边的味道为家人创造回忆。确保这些味道让家人、其他你爱的人以及你自己都感到舒心。

听觉

你有没有感到惊奇，20年来都没有再听过的歌曲，你却依然能唱出歌词？或者过去一个广告里的广告歌，即使已经很多年都没有播出过了，可直到今天你都会唱？我敢打赌，两个问题你都会回答"是"。我们的听觉似乎会在大脑中直接留下印记，我们反复听到的都会被牢记，因此，我们需要审慎地选择所听的内容，只选择有必要或对我们健康有益的声音。

如果你曾经在咿呀学语的幼儿面前说了脏话，你就会知道聆听和记忆的影响力。通常很难纠正孩子说那些你本无意让他听到的脏话。

在一天当中留意你周遭的环境，去除任何不必要或恼人的噪声。有没有一种噪声让你浑身发抖？如果你生活在城市里，可能交通噪声会干扰你的环境。你生活的环境中是不是有很多的噪声？比如，我与很多人同住，在任何特定的时间里，我们都可能听到开着的广播或电视的声音，有人在楼上放音乐，或者有人在其他地方聊天。我学会了关闭不必要的噪声并提议其他人小声一些，好让我获得想要的安静。

用悦耳的声音取代环境中的噪声，大自然的声音总能够抚慰人心。如果你无法投身大自然的怀抱，或者天气很冷，可以播放录好的大自然的声音，比如海浪的声音，或者任何其他好听的音乐。如果你生活在繁忙的都市中，可以买一台白色噪声器或室内喷泉，这样就可以淹没掉室外乱哄哄的声音了。在办公室也可以播放柔和舒缓的声音。如果你和同事一起工作，可以戴上耳机阻挡周遭的声音。

试着安静一到两天。当你独自在家或在车里时，尽量不要打开电视或广播，让安静进入你的家中。起初，你可能会变得焦虑或恼火，特别是如果你习惯了有背景噪声。但是很快你会发现这么做很舒服、很诱人。你会感到平静而安详。接着你会开始渴望安静。你的思维会变得更加清晰，你的直觉也变得敏锐起来。

触觉

开始想到触觉的时候，可能很难和我们的环境联系在一起。但是触觉包围着我们，无处不在。除了人与人之间的触摸，我们的环境一直都和我们有所接触。想一想你现在坐在哪里。你是坐在沙发上或者一把舒服的椅子上吗？你是在咖啡馆喝咖啡还是在什么地方吃东西呢？又或者可能你正懒洋洋地躺在沙滩旁的椅子上？你对坐着读书的地方感觉怎么样？那里舒服吗？你想要些垫子还是来张毯子？

如果你停下来想一想，就会明白我们的衣服接触着我们，家具触碰着我们，车里的座椅和我们亲密接触着。想一想一天下来和你有过接触的所有东西——甚至还有你的电脑键盘！

仔细审视你每天遇到的每种环境，留意你身边的物品。心里暗暗记下你不喜欢接触的东西，看看是否有办法解决。比如，可能是一张很不舒服的沙发，总让你腰疼，你永远也不想坐在那里；或者可能是你的办公椅让你在工作的 8 小时里痛苦不堪。将所有你可以改变的东西列一个清单，以便改善你的触觉环境。

充分利用触感治疗

环境为我们提供了触感治疗的机会，所有的一切就在我们身边。如果你有只宠物，你就会知道把它喂得饱饱的感觉有多棒。那种感觉既让人惊喜又有治愈的效力。天气暖和时，在户外的草地上赤脚散步的感觉很棒。如果你住在海滩旁，光着脚踩在沙子上就是触感治疗，将你和地球联系在一起。园艺是一种接触土地的方式，能创造出漂亮、好吃或者两者兼有的东西来。让缓缓流淌的水滴或流水滑过的你的双手或双脚，会让你的皮肤毫不费力地享受按摩。用火温暖你的双手或者让热透进你的脸颊和皮肤，这是和环境中的元素再连通的方式，这些元素也是我们的一部分。

瓦塔型人对听觉和触觉的反应最好。如果你的督夏以瓦塔为主并感到失衡，那就多留意这两种感觉。

视觉

21 世纪，随着大量的任由我们支配的可视信息的出现，过滤掉那些不适用的视觉刺激变得越来越难。每种电子设备都让画面触手可及。就像嗅觉和听觉那样，视觉也会在瞬间给我们的记忆烙上印记。试着抹掉过去一段恼人的画面，你就会知道那有多难。为了达到最佳的健康状况，你就必须对进入你生活的视觉刺激精挑细选。激励演说家兼作家韦恩·戴尔博士[①]曾经指出，当你听过某事一次，它就不再是新闻了。我将这个观点延伸至视觉感知上来：当你看见一次，它就不再是新闻了。新闻频道和网站喜欢接连不断地重播影像。不断涌入的暴力和恐慌的画面会让我们的身体产生应激激素，让我们更易得病。很久以前，我就下定决心不再看包含暴力的新闻或电影。当面对一个选择，是用视觉感知美、惊叹和奇迹，还是感知精神恐慌时，我选择美。你可能会认为这种生活方式过于天真。毕竟，暴力的确在地球上存在着。如果我们无视现实，是不是同样也对改变熟视无睹呢？那么我问你：通过观看一个讲述谋杀、强暴、乱伦或虐待的故事，你会让世界变得更好吗？让这些画面驻留在脑海中，你能阻止任何暴力的发生吗？还是你只会感到糟糕和害怕，这个世界竟然是这么的恐怖！我相信真正的答案是后者。我从来不知道有哪场战争是因为观众们观看了战争的影像而停止的。

———————————

① 韦恩·戴尔博士（Dr. Wayne Dyer），美国密歇根底特律人，著名的畅销书作家与激励演说家。他的著作《你的误区》被人们誉为"一本将人本主义思想带给大众之作"，热爱他的读者称其为"精神之父"。

让美环绕着你。留心自然的美就存在于你的身边。承诺让自己远离令人恐慌的图像，那些不适合你，也不会带来更大的善。你的直觉会让你知道该如何做出选择。

将好奇心变为同情心。如果我正驾车开过一处事故现场，我不会去盯着血迹看热闹，而是会一边驶离现场一边为卷入事故的人祈祷。如果我在街上看到一名流浪汉，我会选择给钱、给食物或者只是默默地祈祷。当你看到一个需要帮助的人而你可以给予帮助时，请一定施以援手。这些都是可以让你看到并认识爱的方式。

请不要误会。我不是让你总是蒙着眼睛假装这世界上没有人需要帮助或者没有人受到过不公正的待遇。你可以通过纸媒或广播去获取这些信息。与其一直深陷在世界的悲苦之中，还不如下决心走出去做些什么。暴力、贫困、悲伤和不幸的终结始于我们每一个人。首先，看一看你自己的想法、内心的对话和行动。先要疗愈自己，之后你才能走出去帮助治愈这个世界。

❀ 勾勒出日常生活中的环境

疗愈视觉可能会延伸到你一直身处的现实坏境中。最直接的现实环境是你的卧室、厨房、客厅、汽车、办公室或任何你在那里花了大量时间的地方。在你身边的实体物品和现实空间中所蕴含的能量会影响你的健康。

重新定义你身边的空间

你家中有没有这样一个地方，你不愿意踏足半步，因为那里让你感到很不舒服？可能在那个特别的房间里有张桌子，上面堆满了杂物，或者可能是一个摆放着难看家具的房间。

在阿育吠陀中，空——五大元素之一，不仅是空间概念的定义，还包括必要的开放性，让新的可能性进入你的生活。比如，你有没有过一个塞满东西的壁橱，当你想要放点什么进去的时候，里面根本放不下？缺乏空间或空元素，意味着没有地方承载新的东西，只剩下旧的堆积，从而失去了新的可能。我们可以把这种能量与我们的亲切感和接纳他人进入你的生活联系在一起。可能你有过这样的经历，杂乱无章的家让你羞于邀请他人来玩，如果有宾客突然造访，也会让你感到尴尬。由于缺少空，你阻碍了生活中流动的丰富和新鲜的体验。这个概念可能看起来很通俗，却极有道理。你有没有在清洁、清理壁橱之后感觉特别好，仿佛你的呼吸都更加顺畅了？

理想中，你所占据的每个空间都应该让你感觉很棒并有丰富的感觉。在你的家中或办公室里，让美围绕着你，这花不了多少钱。绿植和鲜花就能发挥奇效。或者几根蜡烛加上几件并不昂贵的艺术品或几张爱人和幸福时刻的照片，就能创造平衡且温暖舒适的感觉。

实践

空间清理承诺

如果你的现实环境并不能让你每一天都得到滋养，下定决心扔掉所有的不再适合你的物品并承诺在这些空间中创造美。如果你已经很久没有这么做过的话，我知道这会是件令人望而却步的事。

15 年前，当我家有小朋友的时候，我用过一个特别

实践

好的资料，那就是"终爱自己"网站（www.flylady.net/d/getting-started）。作家兼负责人玛勒·席丽 ① 在教育妇女（当然还有男人）方面绝对是个天才，无论人们是待在家里还是在外工作，都会有棘手的家庭问题需要解决。席丽的方法好就好在她会教你一小步一小步地完成日常的工作，这样你就不会感到压力巨大了。

清理你家里需要特别关注的房间或空间，下定决心在一定的期限内清扫这些地方。完成以下提示问题。

我决心清理：

我会这么做来为这些空间打造出美：

❁ 督夏对环境的回应

根据你的身心类型，你会以某种方式作用于环境并对环境做出回应。你生性爱干净或是邋遢，喜欢拥有一大堆东西还是只需要一小部分，可能很大程度上取决于你的督夏。这可能令人耳目一新，因此你不必非得套用他人为你打造的某种模式。

---

① 玛勒·席丽（Marla Cilley），号称"爱自己女士"，于 1999 年在互联网上创办了"终爱自己"（Finally Loving Yourself，首字母缩拼为 FLY）网站，成为全球无数女性在生活、情感、健康等方面的资深导师，著有《照见影子的水槽》一书。席丽目前居住在美国北卡罗来纳州，可通过 www. flylady.net 与她取得线上联系。

瓦塔型

瓦塔型人具有高度的创造性，在家里或者办公室里可能会有点儿邋遢，整洁并非排在其任务的前列。出于厌倦或者需要不断地改变，瓦塔型人会经常搬家和更换住址。不过，瓦塔型人在有序的环境中会表现得很好，当他们有一定的组织时，也很少会出现失衡。为了保持平衡，瓦塔型人需要在某处扎下根来，创造稳定感。他能通过每个月将房间改变个颜色来满足自己的创造天性，或者买新的窗帘或床单来让一切保持新鲜。

大地色，比如米黄色、棕色和暗红色往往会让瓦塔型人保持平衡。

皮塔型

皮塔型人对环境有一点强迫倾向。他们可能会被指责为有洁癖的人。健康的皮塔型人会享受干净有序的环境，每样东西都在应处的位置上。失衡的皮塔型人会倾向于对家里和工作环境有洁癖或完美主义倾向。接触大自然或者户外活动对皮塔型人很重要，有助于其保持平衡。园艺就是一个例子，这是一项和大地亲密接触的活动，会让你沾上点脏东西。它会帮助你时刻记得事情不必总是完美的。如果你是一个和瓦塔或卡法型人生活在一起的皮塔型人，请给他一些空间，让他也能够表达自己独特的风格。想让瓦塔型人特别爱整洁，或者让卡法型人扔掉他所有的东西，会让你们俩都失望的。

要抚慰皮塔型人，可以在居住或工作空间使用冷色调，比如绿色、蓝色或任何淡雅的颜色。

卡法型

由于卡法型人不太喜欢变化，他们倾向于累积许多杂物，甚至可能是强迫性囤积。如果你挪动家具或改变装饰，卡法型人会感觉浑身不舒服，可能还会有点儿生气。卡法型人身上的水元素和土元素会让他紧紧抓住某些东西不放手，即便当这些物品已经不再有用了。拥挤的房间和太多的杂物会让卡法型人停滞不前。如果你是卡法型人，认识到了这个问题，让一个朋友每隔几个月就过来看看，帮助你清理你的壁橱或房间，以保持能量的开放和流动。

要抚慰卡法型人，在空间中可以使用鲜艳的颜色，比如红色和黄色。

❀ 再次与外部环境对接：不要活在束缚中

我喜欢旅行，特别喜欢到偏远一些的地方去。没有什么比到其他稍小的国家或者不像我们在美国拥有那么多生活便利设施的地方旅行更让人感到惶恐了。出门旅行几个星期之后，每当我回到家，都会意识到，我的房子是这么大，我是如此幸运能拥有这么多。旅行让我走出了既定生活的盒子。

当深陷在一成不变的生活中，我们通常都很难看清楚并为自己提供更广阔的格局。我们把大量时间花在了日常生活上，日复一日地做着相同的事情、看着相同的东西。这么做的时候，小而不重要的事物就会变大。为了拓宽视野，我们需要时常改变视角。

这么做可能比你想象得容易。回想一下你的一天，思考如何能够和你的外部环境产生联系。可以是大动作，比如请一天假去海边、山上或湖边，什么都不做只是思考人生。也可以是小的改变，比如走一条全新的路去上班，留心身边的风景。将为生活注入新鲜事物变成一种习惯。

特别要去欣赏大自然和你身边的美，并与之产生关联。当你开始注意到大自然是如此的完美和谐却又似乎是那么的云淡风轻时，你的视角就会变得宽阔。你会意识到自己有多在意琐碎的小事，之后你会开始认识到这些小事其实并没有那么严重。

正如我在书中提到的那样，盒子可以是任何东西，从我们的家，到办公室，再到我们的汽车，也可以是电视机或电脑。然而，最大的盒子就是我们的思想限制了我们的观念和想法。

今天，日常生活太过便利，以至于让人们伸出手再次和周遭产生联系变得更加困难。如果你恰好性格内向或者有点儿害羞，那么出去和人建立关系则会更加微妙。虽然我非常善于交际，可我的天性中也有羞怯的一面。打电话曾经是我生命中巨大的恐惧之一。倒不是因为我害怕打电话本身，我总是担心打电话会打扰到别人，所以你可以想象电子邮件出现后我有多么开心。不过，尽管电子邮件让你和他人取得联系，可这也是一种切断。跳出我们已有的和新构建的盒子，会让我们走出舒适区。其实那没什么，因为我们就是这么成长的。

在一项实验中，在我儿子所在的蒙台梭利①幼儿园老师的建议下，我们过了个无电视周，这是一个很困难又让人很受启发的任务。每天

---

① 蒙台梭利（Montessori），玛丽亚·蒙台梭利，意大利幼儿教育家、意大利第一位女医生、意大利第一位女医学博士、女权主义者、蒙特梭利教育法的创始人。

我们都会从幼儿园收到一张宣传单，上面列出了我们应该关掉电视的原因。其中最让我感到有说服力的一条是：在当今社会，比起现实中的人，人们更愿意和电视中的角色建立紧密的关系。现在我们可以把这些朋友延伸到 YouTube、Facebook、Instagram、Twitter 以及 Tumblr。你明白了吧？我们中的大多数人不是走出去，不是在现实中和真实的人建立真正的联系，而是统统都藏在屏幕的背后。

如果要开始走出限制，就需要你踏出自己的舒适区。采取行动加入一个真正的、在你家以外的活动。每周叫上一个邻居或朋友和你出去散一两次步。和外界产生联系的最好方式就是花时间做志愿者。你可以把做志愿者和你的一项兴趣或爱好结合在一起。自己一个人或者和家人一起过一个"无屏幕周"。从固步自封中跳进生活。我们住在这里，在这里生活，在这个环境中，去拥抱它！

帮你跳出束缚的方法

实践

为了扩展你的自我意识和生活环境，承诺要么每周（或每月）去一个地方，要么尝试一种和看电视或上网无关的新活动。你的个人成长大多都来自体验新鲜事物。当我们这么做时，会看到不同的事物并激发创造性。当我们从不同的角度去看待生活时，视角同样会趋向转变。在下面的练习中，首先列出你卡在自身盒子中的什么地方，接着列出你会如何拓宽你目前的生活环境。

这些是我生活中的盒子（身体上的、精神上的）：

实践	我开始跳出盒子的方式： 例如每个月抽一天时间去一个新的地方；每周有一天骑自行车上班；加入读书俱乐部或排球队；邀请一个邻居到家里喝咖啡；在动物收容所做志愿者。

疗愈你的环境

健康清单	☐ 想一想五种感官中的每一种，决定如何改善你的感官环境。 ☐ 完成"空间清理承诺"。 ☐ 完成"你可以跳出盒子的方式"。 ☐ 考虑到你的主导督夏，列出你可以创造出美的所有环境。

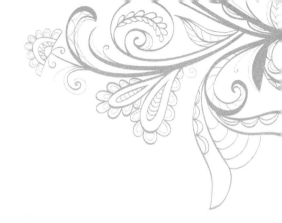

第十一章　从疗愈之轮上的一根辐条开始

chapter 11

> 如果我们可以改变自我，世界的趋势同样会发生改变。当一个人改变了自己的天性，世界对其的态度也会发生转变……我们不必等着看别人做什么。
>
> ——甘地

就像骑自行车那样，生活也需要兼顾各方的平衡。总的来说，当我们把注意力集中在生活的一个方面上，对其他方面的关注就会有所不足。可能你生活的那个部分已经被你忽视了相当长的一段时间了。对于有些人来说是其身体，有些人是财务方面，或许对于你而言，是你的精神生活或者两性关系。无论属于哪种情况，我们总是有需要改善的地方——那些我们感到不足或很难进步的方面，这时就需要耐心了。

你正在为整体的生活方式做着改变。采取全面改进的方式可能会感觉压力山大，有时甚至是不可能的。这并非一个简单的过程。你在重构你的大脑和身体。学会一步一步慢慢来：一次先从一个章节或疗愈之轮上的一根辐条开始，实践一段时间，掌握了之后再开始尝试别的。改变的发生并非一朝一夕，整个过程也需要时间。在实践任何练习之前，可能有必要再去读一读本书。

从积极的方面来看，改变往往会带来连锁反应。比如，当你开始吃得更好或者平衡你的身心类型时，你会开始热爱运动或者会睡得更好。或者当你管理自身情绪的时候，你可能感觉必须学习冥想或改善两性关系。

首先决定你想要改变什么，你生活中目前最重要的是什么？

在我教冥想时，我总是用课上的前10分钟告诉学生，如果不去练习，就不会看到效果。通过每天持之以恒的练习，你很快就会看到效果。我还和学生分享这样的数据，那就是新学会的技能需要大约200次的重复才会变成习惯。现在你想要改变的任何事，都是已经花了相当长的时间形成的，你已经实践了很多次了。如果你一直都只吃芝士汉堡而不吃绿色蔬菜的话，那么吃芝士汉堡已经被你"实践"过很多次了。如果你总爱发愁，那么你就不会有太多管理情绪的实践经验。经历这个过程时要对自己有耐心。

✿ 学习阿育吠陀的生活方式的同时对抗疾病

许多人都是由于生病而想到整体健康和疗愈的。就我自己而言，我过去有一个男朋友，他是严格的素食主义者，当时他正在尝试长寿饮食法。我记得曾经对他说："嘿，如果我得了癌症，我就试试这个长寿饮食法。"你有没有看出这个逻辑从一开始就是错的？我的注意力没有放在预防保健上，而是把阿育吠陀的健康保健看作一种生病之后所使用的工具。这就是说，如果你正在治疗一种慢性或急性的疾病，或者你出现了症状但还没有被确诊，你可以将阿育吠陀健康保健与传统医学结合在一起使用。

事实上，在我被诊断出癌症时，我对素食、不同的补充疗法和替代疗法做了大量的研究。虽然我仍然选择了传统方式（采用了对抗疗法的建议），可我结合了严格素食主义者的饮食，只吃有机食物，只喝蒸馏水和花草茶。

阿育吠陀疗法并没有建议采取严格素食者的饮食，但是在任何情况下，大多数的素食都十分有益。生病的时候，你的身体不仅仅只是失衡，它还耗尽了用于修护细胞的重要能量。你给身体越多富含抗氧化剂、植物化学物质和维生素的有机食物，身体复原起来就越轻松。我是这样看待这个问题的：如果你买了一辆法拉利，生产商建议你使用优质的高辛烷值汽油，而你却只给它加普通的无铅汽油，它仍然会跑，但会很糟糕。身体也是同样的道理。如果你只吃一点儿蔬菜和水果，而主要从其他地方获得身体所需的卡路里，你的身体也能运转，但不会像你给它大量新鲜蔬果那样运转得好。

按照阿育吠陀生活方式生活，最大的好处就是它对身体很温和。所以无论你做过手术、化疗或放疗，还是在吃处方药，你都可以尝试本书所中列举的所有方法，它们不会对身体造成损伤。

✿ 疗愈上瘾问题

上瘾就是切断你和本性之间的关系，让你在巨大的痛苦中寻找快乐。瘾就是转而从物品中寻找快感，而不是从更高或精神的自我找寻幸福。

我们可能对任何事物上瘾，从酒精到毒品，再到过度上网等。

总的来说，戒除对一种物质强烈的依赖，需要专业的看护，直到你的身体中清除掉了这种瘾，并且脱瘾症状消失为止。如果你对诸如酒精、软性毒品或处方药等物质上瘾，我建议你在应用本书中的原理之前先寻求医学和专业的帮助。一旦你走上了康复的道路，就可以开始使用它，它将反过来帮助你构建统一的身体、心灵、灵魂和精神，这样对上瘾物质的渴望就不大可能会再出现。

如果你的瘾与物质无关，或者是一种轻度的致幻物质，比如烟草制品，那么你可以开始使用疗愈之轮中的方法。在冥想和扩大意识的练习中与精神自我关联得越多，你对这种物质的渴望就越低。有一种方法你可以使用，通过意识和关联让你可以少用上瘾的物品。上瘾的习惯可能正是这样养成的，习惯就是不断加剧导致失控，之后变成一种沉溺。习惯往往有着相同的模式，我们在某种情况和关联下做这些事。比如，如果你抽烟，可能你一直都是早上在厨房就着清晨的咖啡一起来支香烟。这种关联行为就是坐在厨房里喝咖啡。如果你停止这种关联行为，就是打破一种模式。如果你是这样一个有着特别关联模式的吸烟者，我建议你在一个通常绝对不会和抽烟联系在一起的地方抽早上的这根烟，比如在浴缸里或者在家中一个你很少踏足的房间里。然后，你就会有意识地吸这根烟。你会把所有注意力都放在抽烟和身体的关联上，而不会让其他事情来分散你的注意力。通过这种方法，你就为吸烟建立了新的神经关联。

同样的方法还可以用于暴饮暴食。暴饮暴食的人通常都有诱因，其中一个可能就是晚上熬夜看电视。一个深夜在电视前大嚼零食的人，可以把吃的东西拿到餐厅的餐桌上，铺上漂亮的桌垫，全神贯注地吃。

同样地，这也是打破旧模式和建立新模式，完全是有意识的行为。

更好地疗愈身心并和精神的自我相联系，瘾对你的控制就会减弱。认识到疗愈的可能性，知道你是谁的这个本质比任何瘾都要强大。

❀ 要是你卡在一根辐条上无法继续前进该怎么办

通常当我们挑选一本自我帮助的图书时，都有一个原因，如我们的身体状况很糟或者情感遭遇了重创，也可能是我们正在经历人生转型或在寻找生命的目标。无论是什么原因迫使你拿起了这本书，你却已经在这里了。你已经开始阅读或者正在研究其中某一个章节。一旦你开始了，就会发现自我改善并不容易。之后你卡住了，深陷在一开始促使你购买这本书的问题中不能自拔。沮丧之下，现在你会担心无法进行到其他章节。

我向你保证，没有什么会远离真理。在你的生命中，有没有参加过标准化考试？或者任何限时类考试？所有的考试策略是怎么说的？先做容易的题，在难题上做个小标记，最后，你可以回过头来做这些复杂的题目。与失败相比，成功是更为强大的推动力。我们都在不断地发展和变化中。我们永远都有成长的空间，甚至在那些你认为无需改进的地方都存在。事实上，从最强的健康方面入手，对其稍微做些调整，之后开始改善排名第二强的方面。

停滞不前会让你一事无成。生活并不完美，它本就相当混乱。让转轮滚动起来，很快你会发现一切进行得很顺利。你会看到新的风景，品味更美的景色，并看到面前拥有无限可能的世界。

第十二章
chapter 12 ……………………………………

平稳过渡，享受一切

> 你必须让自己出众，用最高水平的道
> 德、正直和诚实标准来要求自己。如果你把
> 要求降低到和今天世界上的大多数人一样的
> 话，你就不会与众不同，不会卓越杰出，就
> 不会引人注目。
>
> ——杰·亚伯拉罕[①]

　　人生就是一个过程，使我们成长的是这个旅程的一部分，而并非
结果。知道结果很好，然而这些结果只不过是为我们设计更多的过程
而已。

[①]　杰·亚伯拉罕（Jay Abraham），美国洛杉矶亚伯拉罕集团的创始人和首席执行官，具有传
奇色彩的营销大师，被誉为"世界上最伟大的市场行销智囊""直销鬼才""零售领域独一无二
的专家"以及"国际第一营销管理大师"。

❀ 业力的作用：做正确的事

按照阿育吠陀生活方式生活，包括做对的事。"业力"（karma）这个词的字面意思是所做的事。业力的本质就像一直以来所说的那样"善有善报，恶有恶报"。乍看起来，这种说法有些消极。我们都曾听人说过："你会遭报应的。"在我的成长过程中，我就听到过比如"上帝会惩罚你"之类的话。

业力的真正含义超越了外力惩罚的意思。它是说要对你每时每刻的行为负责。我心目中绝对的商业营销天才杰·亚伯拉罕曾这样解释"诚实"的含义。他告诉我们，衡量一个人诚实与否，要看他在事情不顺时的表现，而不是看他一帆风顺时的行为。一个诚实的人在逆境中的表现甚至会更好。

业力就是在你的一生中，每一天的每时每刻都自发地选择做正确的事。那和责任有什么关系？是不是看上去有些沉重？嗯，的确如此。但它并不像你想得那么困难。你自己认识任何按照这种标准生活的人吗？他是什么样的人？你是不是特别尊敬这个人？你可能会问："我怎么知道什么样的做法是自发正确的呢？"答案是：你就是知道。你知道的比你认为你知道的要多。你的身体知道，你的心灵和你的灵魂也都知道。

让转轮上的所有辐条顺利转动成为整体的最好方式就是每时每刻注意你的选择。你的身体会感觉到一个决定的对与错。如果是错的，你的心跳会加快，胃部会有下沉感，内心的声音会告诉你不要那么做。这适用于你需要做的任何决定，从是否要吃一块蛋糕到是否花钱，统统都可以。要常常停下来并留意你身体的感觉。你的身体拥有着与生俱来的智慧，远远超出你的想象。

刚开始，你可能会抗拒做出正确的选择，因为你习惯了凌驾于自然智慧之上。不过随着练习，你就会开始过上因缘人生。那是一种负责任的生活，一个没有为错误预留很多空间的人生。

那么回报是什么呢？回报就是你内心的平静，回报就是知道自己正在做对的事情而不仅仅只是简单的事情。任何人都可以做简单的事，我们中的大多数人就是这么做的，但很少有人坚持不懈地只做对的事。

当你开始这样生活时，事情很自然地就变得顺利了。宇宙有其自己的方式奖励善行。这种奖励是因为你的行为遵循着宇宙的法则。当你按照宇宙的法则生活时，道路就会变得开阔，前方也鲜有阻碍。

❀ 关于温和、谦卑、关爱和友善

你在一条美好的道路上，这条道路不仅会带给你健康和疗愈，还会让你的生活更有意义。某些东西带你走上了这条道路，敦促你尽力一试。兴奋、热情，甚至有点儿狂热的反应都很正常。但是，要知道并不是所有人都在这条路上，有的人可能永远都不会上路。改变和自我提高将我们带到更高的高度，并赋予我们不同的视角。有时这些道路可能看上去十分孤独。我们多希望爱人和我们一起加入这段健康和开拓意识的生命历程。当你开始疗愈时，你甚至可能会感到和你爱的人相互隔绝。要知道这很正常。你不必切断你们之间的联系。你可以用同情和仁慈接近你爱的人。在你疗愈时，傲慢可能会掌控你——你的自负和心灵可能会让你认为自己比周围的人更好或者更高深。然而你可以敞开心扉，成为他人生活中的榜样。让其他人看到你拓展意识时所发出的光亮。总有一天，他们会被光亮的吸引，并开始琢磨你所做的有何不同。带着微笑，你可以对他们说你现在的生活，并告诉他们你在做什么，但请谦虚地诉说。

祝贺全新的你以及你对整体性的承诺，祝愿你的旅途一切顺利，衷心祝福你在未来的岁月中好事连连。

Om stamanam bhavatu satayuh

purusah satendriya ayusyevendriye prati tisthati.

（愿你的生命有百年之久，

愿你的感官健康百年，

愿你的精神与生命和感官同在。）

——《耶柔吠陀》①，《鹧鸪氏奥义书》②2.3.11

---

① 《耶柔吠陀》，梵文 Yajur Veda，是印度古代《吠陀》文献中的一部，全名《耶柔吠陀本集》，是讲祭祀的书。"耶柔"的意思为祭祀。有两种本子，篇幅大小不同。一是"黑"本，一是"白"本。"黑"本有经文，并附有说明；"白"本只有经文。"黑"本现有四派传本，"白"本现只有一派的两个传本。一般认为"白"本的年代比"黑"本晚。"白"本分为40章，有将近2000节经文，包括诗和散文。诗多半从《梨俱吠陀》中摘出，作祷词用；散文是各种祭祀的经文的解说。"黑"本经文只有"白"本的前18章，一般认为第25章以后是晚出的部分。

② 《鹧鸪氏奥义书》，梵文 Taittiriya Samhita，婆罗门教的早期哲学文献，商羯罗所选定的十一部主要奥义书中的一部。通常认为，该书是写成时间最早的奥义书之一。传统上将《鹧鸪氏奥义书》视为鹧鸪氏学派的经典。鹧鸪氏学派是专门学习《耶柔吠陀》的吠陀学派，他们传承的其他经典包括《鹧鸪氏梵书》和《鹧鸪氏森林书》。《鹧鸪氏奥义书》实际上就是《鹧鸪氏森林书》的一部分。全书的内容分为3章，分别对应于《鹧鸪氏森林书》的第7、8、9章。其中第1章实际上与哲学无关，主要讨论语音学（即六个吠陀支中的式叉支）。第2章和第3章则重点论证和描述了宇宙的终极存在"我"。

瑜伽拜日式（Surya Namaskar）

　　拜日式是一系列拉伸并强化身体各主要肌肉群的瑜伽动作。每个拜日式动作都是灵活和力量并存的。当完成这套 20 分钟的动作时，还相当于做了有氧运动。请跟着图文学习，并每天进行拜日式练习。

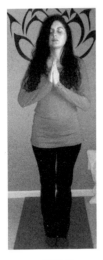
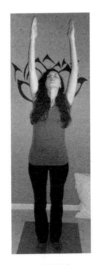
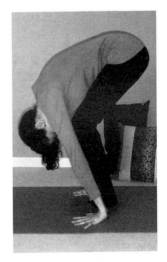

1. 祈祷式　　　　　2. 展臂式　　　　　3. 前屈式

1. 祈祷式

双腿自然并拢，两个大脚趾并拢；双手合十，放在胸前，闭上双眼。通过鼻腔做深呼吸。心存感激，为你的练习设定一个目标。

2. 展臂式

双臂由下至上旋转，背部略向后仰，吸气时两眼凝视上方。

3. 前屈式

呼气时身体前倾，双臂置于身体两侧。双手和足尖成一条直线。如果需要，双膝可微微弯曲，手掌平放在瑜伽垫上。

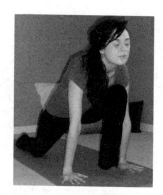

4. 骑马式

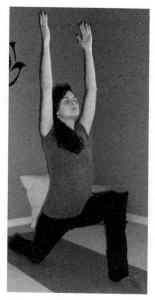

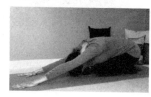

6. 儿童式（第一变式）

5. 骑马展臂式

4. 骑马式

右脚向后撤弓步，双手放在前脚的两旁。确保膝盖和脚踝在一条直线上。

5. 骑马展臂式

从骑马式起，吸气时双臂伸直举过头顶，两眼略往上看。

6. 儿童式（第一变式）

双手再次放在地板上，前脚向后撤，坐在脚跟上。

7. 下犬式（第二变式）

从骑马式起，一只脚向后撤，身体呈倒 V 字，尾骨朝天，胸部尽量接近大腿。双脚分开与臀同宽，双手与肩同宽。重心放在双脚而不是在双手上。

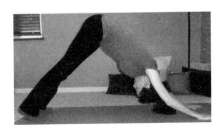

7. 下犬式（第二变式）

8. 八体投地式

双膝着地，两肘弯曲指向臀部，胸部及下颌贴住地面。双手与双肩在一条直线上。

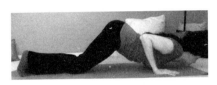

8. 八体投地式

9. 眼镜蛇式

腹部贴住地板。指尖与肩膀呈一条直线。双肘内收贴紧躯干。伸长双腿，双脚并拢。双脚紧贴地板的同时胸部挺起，面部朝上。

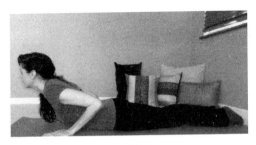

9. 眼镜蛇式

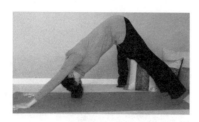

10. 下犬式或儿童式

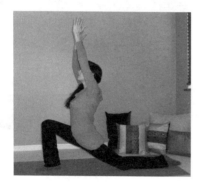

11. 骑马式

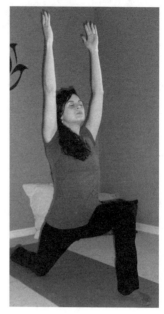

12. 骑马展臂式

10. 下犬式或儿童式

回到儿童式或下犬式。

11. 骑马式

右脚向前跨出，双手置于右脚两侧。后腿伸长，膝盖紧贴地板。

12. 骑马展臂式

骑马式中，吸气时双臂伸直举过头顶。

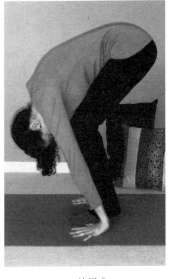
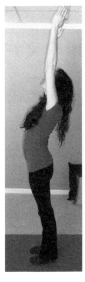
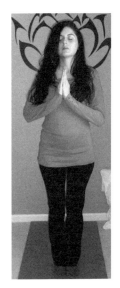

13. 前屈式　　　　　14. 展臂式　　　　　15. 祈祷式

13. 前屈式

左脚向前跨出，双手放在两脚旁边。呼气时头部前倾，朝向膝盖。

14. 展臂式

双臂伸直举过头顶，吸气时掌心相合。两眼凝视上方。

15. 祈祷式

呼气，双手合十放在胸前。

身体另一边重复以上动作，从骑马式的左腿后撤开始。对于初学者，一开始，以上动作做三组，随着不断进步，可以尝试做六组或十二组。

梵语中文词汇对照表

ABHYANGA（阿比炎伽）：每日精油按摩。

AKASHA（阿卡莎）：空。

AMA（阿玛）：未消化的食物、经历和情绪导致的毒素残留。这个术语
　　可译作"身体和心灵上的毒素"。

ARTHA（阿莎）：物质财富、收益或富足。人生四大目标之一，在吠
　　陀道德中称作 *purusharthas*。

ASANA（体式）：瑜伽姿势。

AYURVEDA（阿育吠陀）：生命的科学；该名称源于梵文 ayus，意指
　　"生命"，veda，意指"科学"或"知识"。

CHAKRAS（脉轮）：能量聚集在身体内，与神经丛中心有关。有七大
　　脉轮，与脊柱在同一直线上。

CHARAKA SAMHITA（《遮罗迦集》）：阿育吠陀的早期文本。《遮罗迦
　　集》以及《妙闻集》（*Sushruta Samhita*）是该领域的基础文本；两
　　者都可追溯至公元几世纪。

DHARMA（达摩）：一个人的人生目标。

DOSHA（督夏）：身体的三大精神生理原则（瓦塔、皮塔、卡法），决定一个人的个体身心构成。

GHEE（酥油）：澄清黄油。

JALA：水。

KAPHA（卡法）：三种督夏之一，由水和土元素组成。它负责身体的构成。

KARMA（业力）：做法或行为，是因果关系的基本原则，一个人当下的行为意图等于未来的某个特定的结果。

MAHABHUTAS（摩诃呼哒斯）：伟大的元素：空、风、火、水、土。

MANTRA（曼陀罗）：来自两个梵语语汇，man，意为"心灵"，tra，意为"乐器"。mantra是一种声音或一串声音，用来联系身体、心灵和精神。

NASYA（鼻疗）：在鼻孔中使用精油或药油的方法。是五步排毒疗法（panchakarma）之一。

OJAS（活力素）：身体中的疗愈物质，是适当处理的食物、情感和经历所产生的副产品。

PITTA（皮塔）：阿育吠陀中的生物体液，由火和水元素组成。

PRAKRUTI（原始体质）：个体的生物构成。它由概念确定，由三种督夏——瓦塔、皮塔和卡法——按照一定比例构成。

PRANA（普拉那）：至关重要的生命能量，或生命力。

PRANAYAMA（普拉那雅玛）：瑜伽调息法，也是瑜伽的第四分支。

PRITHIVI（土）：土元素。

RISHIS（吠陀仙人）：古印度的圣人或先知。

SURYA NAMASKAR（瑜伽拜日式）：拜日式，与呼吸配合的一系列瑜伽姿势。

TEJAS：火

VATA（瓦塔）：由空和风元素组成，三种督夏之一，也指阿育吠陀身心类型之一。

VAYU：风或气。

VIKRUTI（非自然体质）：一个人目前的状态，相较于此人的自然状态或原始体质（prakruti）。这种状态可能表明一个人身心构成的不平衡状态。

YOGA（瑜伽）：来自梵语语汇 *yuj*，意思是"结合"或"连接在一起"。在瑜伽中，我们将心灵、身体、灵魂和精神联系在一起。

参考书目及推荐阅读

里奥·巴斯卡利亚（Leo Buscaglia），《爱》（*Love*），纽约：福赛特出版社（Fawcett Books），1972。

盖瑞·查普曼（Gary Chapman），《爱的五种语言：永恒之爱的秘密》（*The 5 Love Languages: The Secret to Love That Lasts*），芝加哥：诺斯菲尔德出版社（Northfield）。

迪帕克·乔普拉（Deepak Chopra），《奇妙的心灵，神奇的身体》（*Magical Mind, Magical Body*），夜莺－科南特（NightingaleConant），2003。

《完美健康》（*Perfect Health: The Complete Mind/Body Guide*），纽约：和谐出版社（Harmony Books），1991。

《欲望的自然实现：善用巧合的无穷力量》（*The Spontaneous Fulfillment of Desire: Harnessing the Infinite Power of Coincidence*），纽约：三河出版社（Three Rivers Press），2003。

迪帕克·乔普拉以及大卫·西蒙（David Simon），《瑜伽的七条精神法则》(*The Seven Spiritual Laws of Yoga*)，霍博肯（Hoboken），新泽西（NJ）：约翰威立国际出版公司（John Wiley and Sons），2005。

韦恩·戴尔（Wayne Dyer），《意愿的力量：学会按你的方式共创你的世界》(*The Power of Intention: Learning to Co-create Your World Your Way*)，卡尔斯巴德（Carlsbad），加利福尼亚州：草屋出版社（Hay House），2005。

里克·埃德尔曼（Ric Edelman），《金钱的真相》(*The Truth about Money*)，第四版，纽约：哈珀商业出版社（Harper Business），2010。

丹尼尔·戈尔曼（Daniel Goleman），《情商》(*Emotional Intelligence*)，纽约：兰登书屋，1995。

约翰·加里（John Gary），《火星人金星人长相厮守》(*Mars and Venus Together Forever: Relationship Skills for Lasting Love*)，纽约：哈珀常年出版社（Harper Perennial），2005。

威拉德·哈利（Willard Harley），小（Jr），《坠入情网，永沐爱河》(*Fall in Love, Stay in Love*)，大急流域（Grand Rapids），MI（密歇根州）：雷维尔出版社（Revell Books），2001。

《他需她要》(*His Need, Her Needs: Building an Affair-Proof Marriage*)，大急流域，密歇根州：雷维尔出版社，2011。

艾扬格（Iyengar B.K.S.），《生命之光：通往完整统一、内心平静和终极自由的瑜伽之旅》(*Light on Life: The Yoga Journey to Wholeness, Inner Peace, and Ultimate Freedom*)，埃梅厄斯（Emmaus），PA（宾夕法尼亚州）：罗代尔出版社（Rodale Press），2005。

哈里什·乔哈瑞（Harish Johari），《脉轮：能量转换中心》(*Chakras:*

Energy Centers of Transformation），罗切斯特（Rochester），佛蒙特州（VT）：命运出版社（Destiny Books），2000。

安诺迪亚·朱迪思（Anodea Judith），《生命之轮》（*Wheels of life*），圣保罗（St. Paul），明尼苏达州（MN），卢埃林（Llewellyn）出版社，1994。

瓦森特·拉德（Vasant Lad），《阿育吠陀教科书：基本原则》（*Textbook of Ayurveda: Fundamental Principles*），第一卷，阿尔布开克（Albuquerque），新墨西哥州（NM）：阿育吠陀出版社（Ayurvedic Press），2002。

阿玛迪亚·莫宁斯塔（Amadea Morningstar），《西方人的阿育吠陀烹饪：根据阿育吠陀原理制作的熟悉的西方料理》（*Ayurvedic Cooking for Westerners: Familiar Western Food Prepared with Ayurvedic Principles*），特温莱克斯（Twin Lakes），威斯康星州（WI）：莲花出版社（Lotus Press），1995。

苏茜·奥曼（Suze Orman），《九步达到财务自由》（*The 9 Steps to Financial Freedom*），纽约：皇冠（Crown）出版社，2006。

《女人和金钱：拥有掌控命运的力量》（*Women and Money: Owning the Power to Control Your Destiny*），施皮格尔与格劳（Spiegel and Grau）出版社，2007。

迈克尔·波伦（Michael Pollan），《保卫食物：一名食者的宣言》（*In Defense of Food: An Eater's Manifesto*），纽约：企鹅（Penguin）出版社，2009。

《杂食者的两难：一日四餐的自然史》（*Omnivore's Dilemma: A Natural History of Four Meals*），纽约：企鹅出版社，2006。

马歇尔·罗森柏格（Marshall Rosenberg），《非暴力沟通：生命的语言》（*Nonviolent Communication: A Language of Life*），恩西尼塔斯（Encinitas），加利福尼亚州，普多当思出版社（Puddledancer Press），2005。

大卫·西蒙（David Simon），《生命能量：七把让身体、心灵和灵魂生机勃勃的钥匙》（*Vital Energy: The 7 Keys to Invigorate Body, Mind and Soul*），纽约：约翰威立国际出版公司，2000。

大卫·西蒙，迪帕克·乔普拉，《疗愈的智慧》（*The Wisdom of Healing*），纽约：三河出版社，1997。

萨达希瓦·提尔塔（Sadashiva Tirtha），《阿育吠陀百科全书：疗愈、预防和长寿的自然奥秘》（*The Ayurveda Encyclopedia: Natural Secrets to Healing, Prevention and Longevity*），尤纳迪拉（Unadilla），纽约：阿育吠陀整体中心出版社（Ayurveda Holistic Center Press），2007。

安德鲁·韦尔（Andrew Weil），《八周强身法》（*8 Weeks to Optimum Health*），纽约：巴兰坦（Ballantine）出版社，1997。